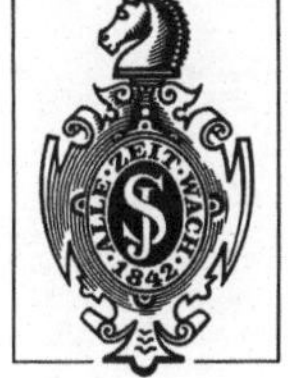

Interdisziplinäre Onkologie

am Beispiel des Magenkarzinoms

Herausgegeben von W. Kozuschek

Unter Mitarbeit von
H. Bittscheidt R. Bohnsack F. Borchard
E. Bücheler S. Dürscheidt D. Fritze
W. Haarmann Ch. Hülsmann W. Kozuschek
B. Kremer W. Kuhlo H. D. Kuntz B. May
D. Meessen Ch. Pelzer H. W. Schreiber
O. Stadelmann R. W. Veh U. A. Zimmer

Mit 96 Abbildungen, davon 16 farbige

Springer-Verlag
Berlin Heidelberg New York Tokyo

Professor Dr. Waldemar Kozuschek
Chirurgische Universitätsklinik
Knappschafts-Krankenhaus
In der Schornau 23/25
D-4630 Bochum 7

ISBN-13:978-3-642-68982-6   e-ISBN-13:978-3-642-68981-9
DOI: 10.1007/978-3-642-68981-9

CIP-Kurztitelaufnahme der Deutschen Bibliothek
Interdisziplinäre Onkologie am Beispiel des Magenkarzinoms / hrsg. von Waldemar
Kozuschek. Unter Mitarb. von H. Bittscheidt ... – Berlin ; Heidelberg ; New York ;
Tokyo : Springer, 1985.
ISBN-13:978-3-642-68982-6

NE: Kozuschek, Waldemar [Hrsg.]; Bittscheidt, Hans [Mitverf.]

Vorwort

Anläßlich des 5. Therapietages der Abteilung für Theoretische und Klinische Medizin der Ruhr-Universität in Bochum wurde von mir das Leitthema „Interdisziplinäre Onkologie am Beispiel der Magengeschwülste" gewählt.

Gerade bei den Magenkarzinomen ist die Bedeutung der interdisziplinären Onkologie so offenkundig, daß das Interesse von jedermann an diesem Gebiet vorausgesetzt werden darf. Die Intensivierung des Kontaktes zwischen Hausarzt, Gastroenterologen, Pathologen, Operateur, Radiologen und Chemotherapeuten ist vor allem im Sinne des Patienten zu fordern. Ziel sollte es sein, eine möglichst familiennahe Behandlung, die sich oft über lange Zeit erstreckt, zu ermöglichen.

Das Magenkarzinom ist wohl nach wie vor eines der Malignome, bei dem die Behandlungsergebnisse am wenigsten befriedigen. Die Heilung beim lokalisierten Magenkarzinom ist bis heute ausschließlich chirurgisch möglich, während die zytostatische Therapie noch in der Entwicklung steht. Auch die Ergebnisse des Operationserfolges ist nur durch vermehrte Frühoperationen, Senkung der Operationsmortalität, intraoperative Metastasenprophylaxe und zusätzliche Chemotherapie möglich.

In diesem Zusammenhang sei besonders auf die Bedeutung des erstkonsultierten Hausarztes bei der Früherkennung und die Aufklärung der Bevölkerung hingewiesen.

So werden wir vielleicht in Verbindung mit einer Intensivierung der interdisziplinären Zusammenarbeit in greifbarer Zukunft die Symptome des Magenkrebses im Vorfeld der Erkrankung besser erkennen, um nicht immer wieder das zu erleben, was Theodor Storm im folgenden Gedicht als Betroffener zum Ausdruck brachte:

Beginn des Endes

Ein Punkt nur ist es, kaum ein Schmerz,
Nur ein Gefühl, empfunden eben;
Und dennoch spricht es stets darein,
Und dennoch stört es dich zu leben.

Wenn du es anderen klagen willst,
So kannst du's nicht in Worte fassen.
Du sagst dir selber: „Es ist nichts!"
Und dennoch will es dich nicht lassen.

So seltsam fremd wird dir die Welt,
Und leis verläßt dich alles Hoffen,
Bis du es endlich, endlich weißt,
Daß dich des Todes Pfeil getroffen.

(Theodor Storm)

Besonderer Dank gilt dem Springer-Verlag, der die Drucklegung freundlicherweise übernahm. Dies wäre nicht möglich gewesen ohne die Unterstützung der Firma E. Merck, Darmstadt, und der Arbeitsgemeinschaft für Krebsbekämpfung der gesetzlichen Kranken- und Rentenversicherung im Lande Nordrhein-Westfalen.

Bochum, Januar 1985   W. KOZUSCHEK

Inhaltsverzeichnis

Mitarbeiterverzeichnis

BITTSCHEIDT, H., Prof. Dr. med.
Chirurgische Abteilung, St.-Josefs-Hospital,
D-4590 Cloppenburg

BOHNSACK, R., Dr. med.
Chirurgische Abteilung, Knappschaftskrankenhaus,
D-4250 Bottrop

BORCHARD, F., Prof. Dr. med.
Zentrum für Pathologie und Biophysik, Universität
Düsseldorf, Moorenstraße 5, D-4000 Düsseldorf

BÜCHELER, E., Prof. Dr. med.
Radiologische Universitätsklinik, Abteilung
Röntgendiagnostik, Martinistr. 52, D-2000 Hamburg 20

DÜRSCHEIDT, S., Dr. med.
Lehrstuhl für Anatomie II der Ruhr-Universität Bochum,
Universitätsstraße 150/MA, D-4630 Bochum

FRITZE, D., Priv.-Doz. Dr. med.
Medizinische Universitätsklinik, Bergheimer Straße 58,
D-6900 Heidelberg

HAARMANN, W., Dr. med.
Chirurgische Universitätsklinik, Knappschafts-Krankenhaus,
In der Schornau 23/25, D-4630 Bochum 7

HÜLSMANN, Ch., cand. med.
Abteilung XVII der Ruhr-Universität Bochum,
D-4630 Bochum

KOZUSCHEK, W., Prof. Dr. med.
Chirurgische Universitätsklinik, Knappschafts-Krankenhaus,
In der Schornau 23/25, D-4630 Bochum 7

KREMER, B., Priv.-Doz. Dr. med.
Chirurgische Universitätsklinik, D-2000 Hamburg 20

KUHLO, W., Prof. Dr. med.
Radiologische Universitätsklinik, Knappschafts-Krankenhaus, In der Schornau 23/25, D-4630 Bochum 7

KUNTZ, H. D., Priv.-Doz. Dr. med.
Abteilung für Gastroenterologie und Hepatologie, Medizinische Universitätsklinik und Poliklinik, Berufsgenossen-
schaftliche Krankenanstalten Bergmannsheil Bochum,
Hunscheidtstraße 1, D-4630 Bochum

MAY, B., Prof. Dr. med.
Abteilung für Gastroenterologie und Hepatologie, Medizinische Universitätaklinik und Poliklinik, Berufsgenossen-
schaftliche Krankenanstalten Bergmannsheil Bochum,
Hunscheidtstraße 1, D-4630 Bochum

MEESSEN, D., Dr. med.
Medizinische Klinik II, Krankenhaus Wetzlar,
Forsthausstraße 1, D-6330 Wetzlar

PELZER, Ch., Dr. med.
Chirurgische Universitätsklinik, Knappschafts-Krankenhaus,
In der Schornau 23/25, D-4630 Bochum 7

SCHREIBER, H. W., Prof. Dr. med.
Chirurgische Universitätsklinik, D-2000 Hamburg 20

STADELMANN, O., Prof. Dr. med.
Medizinische Klinik II, Stadtkrankenhaus, D-8510 Fürth

VEH, R. W., Dr. med.
Lehrstuhl für Anatomie II der Ruhr-Universität Bochum,
Universitätsstraße 150/MA, D-4630 Bochum

ZIMMER, U. A., cand. med.
Lehrstuhl für Anatomie II der Ruhr-Universität Bochum,
Universitätsstraße 150/MA, D-4630 Bochum

Pathologische Anatomie des Magenkarzinoms

F. Borchard

Die bösartigen Tumoren des Magens stellen auch heute noch ein wichtiges ärztliches Problem dar. Zu etwa 90 % handelt es sich um Karzinome, während die übrigen Tumoren maligne Lymphome und seltenere mesenchymale Geschwülste sind. Seit Beginn der endoskopisch-bioptischen Ära sind umfangreiche neue Erkenntnisse über das Magenkarzinom hinzugewonnen worden. Diese liegen nicht nur auf dem Gebiet der sog. Magenfrühkarzinome, sondern auch auf dem Gebiet der Nomenklatur fortgeschrittener Karzinome, schließlich aber auch im Bereich der Krebsrisikoerkrankungen und Karzinomvorstufen. Im Rahmen dieser Darstellung können die beiden zuletzt genannten Themen jedoch nur gestreift werden.

Epidemiologie

Vergleicht man die standardisierten Ziffern für die Krebshäufigkeit in verschiedenen Ländern miteinander, so kommt das Magenkarzinom in Japan etwa 3mal häufiger vor als in der Bundesrepublik Deutschland und etwa 9mal häufiger als in den Vereinigten Staaten von Amerika sowie Kanada (Pfeiffer 1979). In Brasilien, Kolumbien, China, Island sowie in osteuropäischen Ländern findet sich eine deutlich höhere Inzidenz des Magenkarzinoms im Vergleich zur Bundesrepublik Deutschland. Diese Häufigkeit geht – ähnlich wie in anderen westlichen Ländern – kontinuierlich zurück, während das Dickdarmkarzinom ständig zunimmt (Borchard 1982). Legt man die jüngsten Daten von Wagner (1982) für das Jahr 1978 zugrunde, so ist das Magenkarzinom in der BRD mit 24,6 % der krebsbedingten Sterbefälle hinter das Lungenkarzinom (31,8 %) und hinter das Dickdarmkarzinom (29,2 %) jetzt auf die 3. Stelle zurückgefallen.

Ätiologie

Es wird vermutet, daß viele Umweltfaktoren bei der Entstehung des Magenkarzinoms zusammenwirken (Pfeiffer 1979). Neben genetischen Faktoren spielen auch Disposition, Alter, Geschlecht und Blutgruppenzugehörigkeit eine wichtige

Rolle. Ferner sind allgemeine sozioökonomische Faktoren von Bedeutung, wie z. B. Land, Klima, urbanes bzw. ländliches Leben, Eß- und Trinkgewohnheiten, lokale Traditionen sowie persönliche Angewohnheiten. Von entscheidender Bedeutung ist jedoch die Ernährung, bei der besonders die Karzinogenbildung nach Verzehr von Nitraten und anderen Salzen, aber auch die Karzinogenaufnahme durch Zigaretten eine Rolle spielen soll. Unter den Nitrosaminen gibt es eine Reihe von Substanzen, so z. B. das N-Methyl-N'-nitro-N-nitrosoguanidin (MNNG) mit denen man im Tierversuch selektiv Adenokarzinome des Gastrointestinaltrakts hervorrufen kann (Saito et al. 1970; Borchard et al. 1976; Borchard 1979; Schlake u. Nomura 1979).

Klassifikation der fortgeschrittenen Magenkarzinome

Makroskopische Klassifikation

Die fortgeschrittenen Magenkarzinome werden nach der Einteilung von Borrmann (1926) gegliedert in:

1) polypöse Karzinome,
2) ulzerierte Tumoren mit scharfer, wallartiger Begrenzung,
3) ulzerierte Tumoren mit unscharfer Begrenzung sowie
4) diffus infiltrierend wachsende Karzinome (vgl. Abb. 1).

Der Typ Borrmann IV zeigt oft eine diffuse Faltenverdickung oder eine Verbreiterung und Starre der gesamten Wand. Diese Typen werden auch als Szirrhus oder, je nach Form der erstarrten Magenwand, in der älteren Literatur als Stierhornmagen bzw. Feldflaschenmagen bezeichnet. Die Borrmann-Klassifikation spielt auch heute noch für die röntgenologische und endoskopische Diagnose fortgeschrittener Magenkarzinome eine Rolle. Aber auch hinsichtlich der Operationstaktik werden die sog. Sicherheitsabstände bei den scharf begrenzten Typen I und II kürzer gewählt als bei den unscharf begrenzten Typen III und IV: So schlagen z. B. Häring et al. (1978) für den Typ I eine Sicherheitszone von 4 cm, für den Typ II eine von 4–5 cm, für den Typ III eine von 8–10 cm und für den Typ IV eine totale Gastrektomie vor. Die Borrmann-Klassifikation erlaubt darüber hinaus eine gewisse Korrelation zur Histomorphologie insofern, als die Typen I und II in 65–75% drüsenbildenden Karzinomen entsprechen, während das Erscheinungsbild des Typs IV überwiegend durch szirrhöse Karzinomformen hervorgerufen wird (Eker u. Efskind 1960). Die Fünfjahresheilung beträgt nach einer Sammelstatistik für die Typen I–IV 33,8%, 37,8%, 18,7% und 9,8% (Schmitz-Moormann et al. 1979).

Histologische Klassifikation

Die feingewebliche Bestimmung des Tumortyps (Typing) kann nach verschiedenen Kriterien erfolgen:

1) WHO-Klassifikation
2) Laurén-Klassifikation
3) Ming-Klassifikation

1) Bei der *WHO-Klassifikation* (Oota u. Sobin 1977) werden die Tumoren hinsichtlich der Befähigung zur Drüsenbildung, der Schleimproduktion und der Gestalt der Tumorzellen bzw. der Relation zwischen Tumorzellen und angrenzendem Stroma beurteilt (vgl. Tabelle 1). Die Fünfjahresheilung verschiedener Typen wurde von Eker u. Efskind (1960) genau ermittelt. Danach haben die papillären Adenokarzinome die beste Heilungsaussicht, während die tubulären und die schleimbildenden Adenokarzinome eine deutlich schlechtere Prognose aufweisen. Die Heilungschancen sind beim Siegelringzellenkarzinom und undifferenzierten Karzinomen sehr ungünstig. Für die übrigen sehr seltenen Karzinomtypen besteht noch keine genügend große Erfahrung über Fünfjahresheilungen.

2) *Laurén-Klassifikation.* Bei der Einteilung des finnischen Autors Laurén (1965) handelt es sich weniger um eine rein histologische, sondern vielmehr um eine pathobiologische Klassifikation.

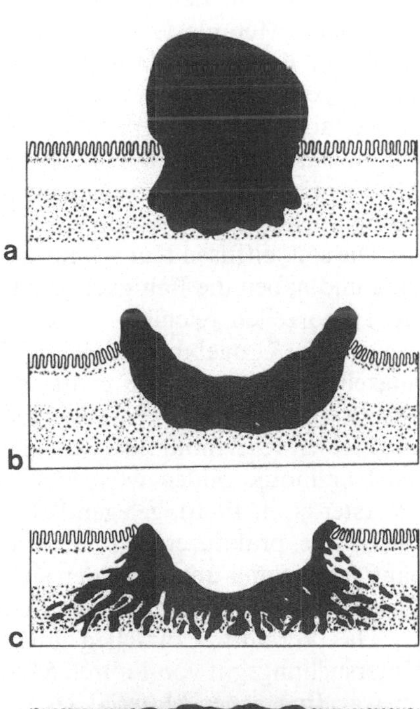
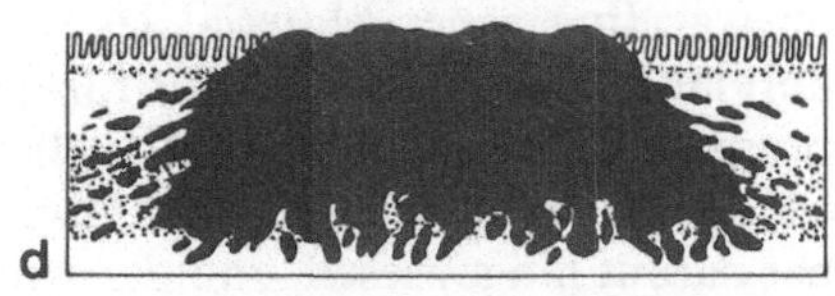

Abb. 1a–d. Makroskopische Klassifikation fortgeschrittener Magenkarzinome nach Borrmann (1926), Fünfjahresheilungsrate nach Schmitz-Moormann et al. (1979). **a** Typ I: polypös, Fünfjahresheilung 33,8%; **b** Typ II: ulzerierend (expansiv), Fünfjahresheilung 37,8%; **c** Typ III: infiltrierend – ulzerierend, Fünfjahresheilung 18,7%; **d** Typ IV: diffus infiltrierend, Fünfjahresheilung 9,8%

Tabelle 1. *Histologische Klassifikation der Magenkarzinome nach der WHO* (Oota u. Sobin 1977), prognostische Angaben nach Eker und Efskind, 1960

Karzinomtypen	Fünfjahresheilungsrate
1) Adenokarzinome	[%]
– papilläre	61,9
– tubuläre	26,4
– schleimbildende	20,5
– Siegelringzellenkarzinome	11,9
2) Adenosquamöse Karzinome	–
3) Plattenepithelkarzinome	–
4) Undifferenzierte Karzinome	12,2
5) Unklassifizierbare Karzinome	–

Beim sog. intestinalen Karzinom (Abb. 2a) ist die Befähigung zur Drüsenbildung in der Regel erhalten. Diese Karzinomform tritt bevorzugt in einer etwas höheren Altersgruppe und vermehrt bei Männern auf. Exogene Faktoren scheinen hier eine stärkere Rolle zu spielen, da intestinale Magenkarzinome in Regionen mit hoher Karzinominzidenz dominieren (Correa et al. 1970). Diese Tumoren entstehen oft auf dem Boden von Adenomen bzw. einer sog. proliferierenden intestinalen Metaplasie, die von den meisten Autoren heute als intestinale Metaplasie mit Epitheldysplasien bezeichnet wird. Nur in einzelnen Fällen wurden intestinale Karzinome unabhängig von einer benachbarten intestinalen Metaplasie beobachtet (Teglbjoerg 1978). In den hochprismatischen Drüsenepithelien des sog. intestinalen Karzinoms läßt sich meistens das karzinoembryonale Antigen (CEA) – ähnlich wie beim Dickdarmkarzinom – nachweisen (Wurster et al. 1980), häufig auch α_1-Antichymotrypsin (Borchard, 1983).

Die sog. diffusen Karzinome zeigen feingeweblich eine geringere Differenzierung und haben die Fähigkeit zur Drüsenbildung verloren (vgl. Abb. 2b). Wenn die Tumorzellen reichlich Schleim bilden, diesen jedoch aus dem Zytoplasma nicht an die Umgebung abgeben können, so erscheinen die Tumoren als Siegelringzellenkarzinome. Die diffusen Karzinome treten in einem etwas jüngeren Lebensalter auf und bevorzugen dabei Frauen. Sie scheinen im Gegensatz zum intestinalen Karzinom mehr auf einer genetischen Anlage zu beruhen. Die diffusen Karzinome bilden weniger CEA, dafür aber das sog. Becherzellenantigen (Wurster et al. 1980), gelegentlich auch Lysozym und α_1-Antitrypsin (Borchard 1983). Die präkanzerösen Veränderungen treten beim intestinalen Karzinom häufiger auf und unterscheiden sich offenbar von denen des diffusen Karzinoms (Borchard et al. 1979; Borchard 1981).

Das Verhältnis zwischen intestinalen und diffusen Karzinomen betrug im Untersuchungsgut von Laurén 53%:33%, während der Rest nicht zu klassifizieren war. Im eigenen Material des Pathologischen Instituts der Universität Düsseldorf lag das Verhältnis bei 401 fortgeschrittenen Karzinomen im Untersuchungszeitraum zwischen 1975 und 1980 bei 59%:30%. Ein kleiner Prozentsatz der Magenkarzinome ließ sich nicht zwanglos einordnen (vgl. Tabelle 2). Giedl (1980) hat darauf hingewiesen, daß der Anteil von diffusen Karzinomen bei nicht mehr

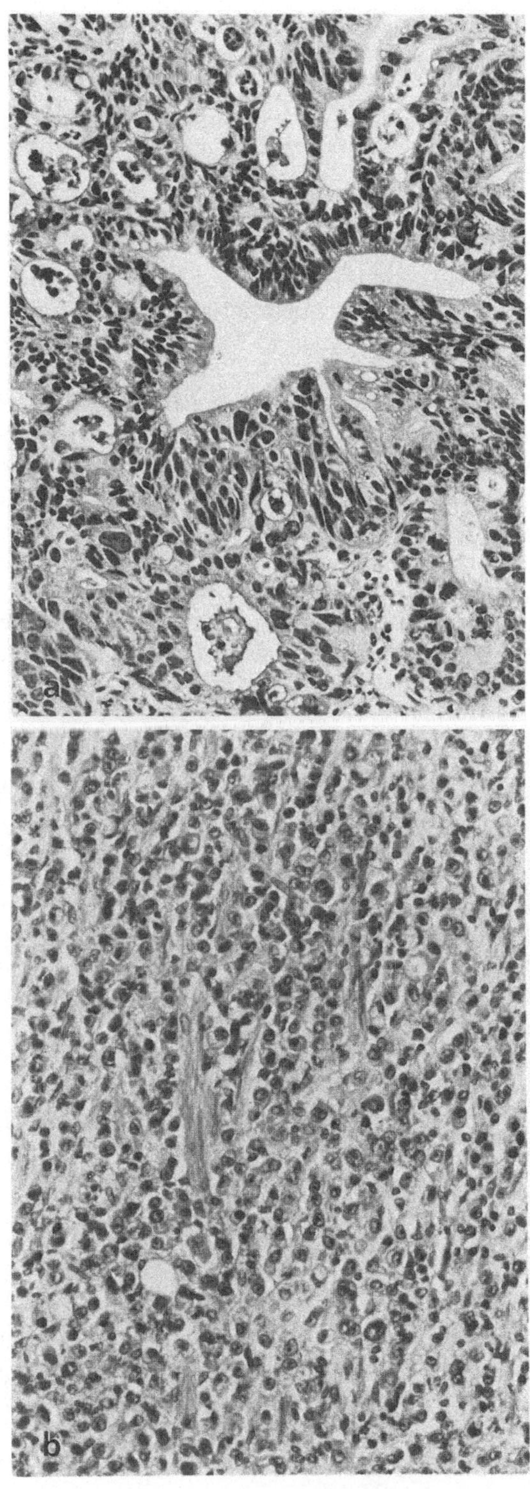

Abb. 2a,b. Magenkarzinome.
a Intestinales Karzinom, b diffuses
Karzinom (HE 250×)

Tabelle 2. Häufigkeit und Geschlechtsverteilung bei 401 nach Laurén (1965) klassifizierten Magenkarzinomen im Einsendungsgut des Pathologischen Instituts der Universität Düsseldorf (1975–1980; nach Borchard u. Tarhan 1981)

Karzinomtyp (Laurén)	Intestinal	Diffus	Unklassifizerbar
n	236	119	45
Häufigkeit [%]	59	29,8	11,2
♂:♀	1,6:1	1,4:1	0,7:1

resezierbaren Magenkarzinomen hoch liegt. Daher ist der relative Anteil von diffusen Karzinomen in Biopsien höher als in Magenresektaten.

3) *Ming-Klassifikation.* Von Ming (1977) stammt der Vorschlag, die Magenkarzinome nach ihrer Beziehung zum angrenzenden Gewebe in „expansive", d. h. verdrängend wachsende, bzw. „infiltrativ" wachsende Karzinome zu unterteilen (vgl. Abb. 3). Es wurde verschiedentlich empfohlen, die Klassifikation von Laurén und Ming gleichzeitig ergänzend zu verwenden. Jüngste Studien haben jedoch gezeigt, daß die Karzinome vom expansiven Typ meistens den intestinalen Karzinomen in der Laurén-Klassifikation und die infiltrativen Karzinomtypen meistens den diffusen Karzinomtypen nach Laurén entsprechen, so daß Mings Vorschlag entbehrlich erscheint (Giedl 1980; Ribeiro et al. 1981).

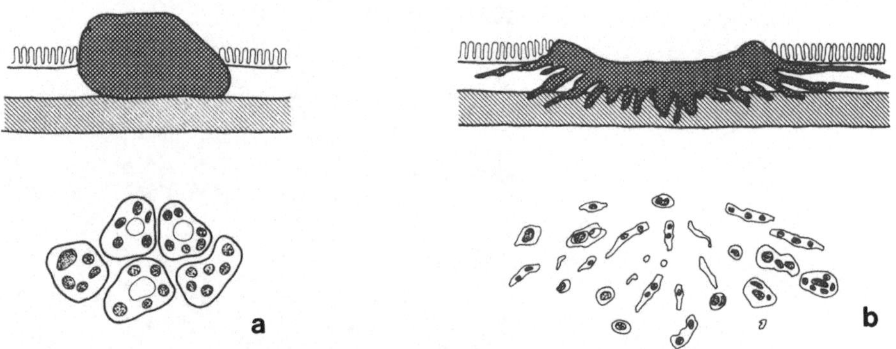

Abb. 3a, b. Klassifikation der Magenkarzinome nach Ming (1977). **a** Expansiver Typ, Fünfjahresheilung 27,4%, ♂:♀ = 2:1; **b** infiltrierender Typ, Fünfjahresheilung 9,9%, ♂:♀ = 1:1

Differenzierungsgrad

Die Bestimmung des Differenzierungsgrades (Grading) scheint allenfalls für die intestinalen Typen des Magenkarzinoms eine gewisse Bedeutung zu haben, da die diffusen Typen ohnehin als gering differenziert einzustufen sind. Einige Autoren verwenden auch heute noch die inzwischen wenig gebräuchliche Gradeinteilung von Broders (1926), durch die der Prozentsatz an differenzierten Tumorzellen mit

Gruppe I–IV angegeben wird. Die Fünfjahresüberlebensziffern liegen nach einer Literaturzusammenstellung von Schmitz-Moormann et al. (1979) zwischen 71,3% bei differenzierten Tumoren und 189% bei wenig differenzierten Tumoren.

Stromareaktionen in Karzinomen

Besonders in den letzten Jahren wurde darauf hingewiesen, daß nicht nur das Wachstumsmuster der epithelialen Zellen von Bedeutung ist, sondern auch die Reaktion des dazwischen gelegenen Bindegewebes (McCarty 1922; Steiner et al. 1948; Fly et al. 1956; Black et al. 1956; Inokuchi et al. 1967; Hamazaki et al. 1968; Hawley et al. 1970; Paile 1971; Watanabe et al. 1976; Schachenmayr u. Haferkamp 1979; Borchard et al. 1979; Inberg et al. 1980). Nach der Erstbeschreibung der besseren Prognose lymphozytenreicher Magenkarzinome durch McCarty wurden diese Tumoren wegen ihrer intensiven Anfärbung in Hämatoxilin-Eosin-Präparaten als „blue-cell carcinomas" (Steiner et al. 1948) bezeichnet. Schachenmayr u. Haferkamp (1979) haben kürzlich hervorgehoben, daß neben der lymphozytären Stromreaktion auch eine Infiltration mit Plasmazellen, Granulozyten, Makrophagen, ferner eine fibröse Stromareaktion und schließlich eine gemischte Stromareaktion auftreten können. Nur etwa 4% der Karzinome lassen eine dichte lymphozytäre Stromareaktion beobachten (Watanabe et al. 1976). Nach den Untersuchungen von Inberg et al. (1980) lag die Überlebensrate bei allen Formen der lymphozytenreichen Magenkarzinome bei 40%; vergleicht man die lymphozytenreichen mit den lymphozytenarmen Varianten, so beträgt die Fünfjahresüberlebenszeit beim intestinalen Typ 37,5% im Gegensatz zu 26,9% und beim diffusen Karzinom sogar 67% im Gegensatz zu 18,7%. Auch Schachenmayr u. Haferkamp (1979) sahen bei dichter lymphozytärer Stromareaktion 3mal häufiger einen günstigen Verlauf als bei ausgeprägter fibröser Stromareaktion. Bei den B-Lymphozyten ist das Zahlenverhältnis zwischen den verschiedenen Untergruppen z. Z. noch unbekannt. Auch Untersuchungen über die Subpopulationen der T-Lymphozyten liegen noch nicht vor. Frühkarzinome sind gegenüber fortgeschrittenen Karzinomen oft durch ihre besonders dichte lymphozytäre Infiltration charakterisiert (Gloor 1976; Borchard et al. 1981). Mit immunhistochemischen Techniken konnten wir zeigen, daß in Frühkarzinomen nicht nur die B-Lymphozyten vermehrt sind, sondern auch etwa doppelt so viele T-Lymphozyten wie in fortgeschrittenen Karzinomen auftreten (Borchard et al. 1981). Weitere Untersuchungen sind notwendig, um mögliche Ansatzpunkte für eine Immuntherapie aufzuzeigen.

Tumorausdehnung

Die Beschreibung der Tumorausdehnung hat einerseits die größte Tiefenausdehnung, zum anderen die flächenhafte Ausbreitung, schließlich aber auch die Meta-

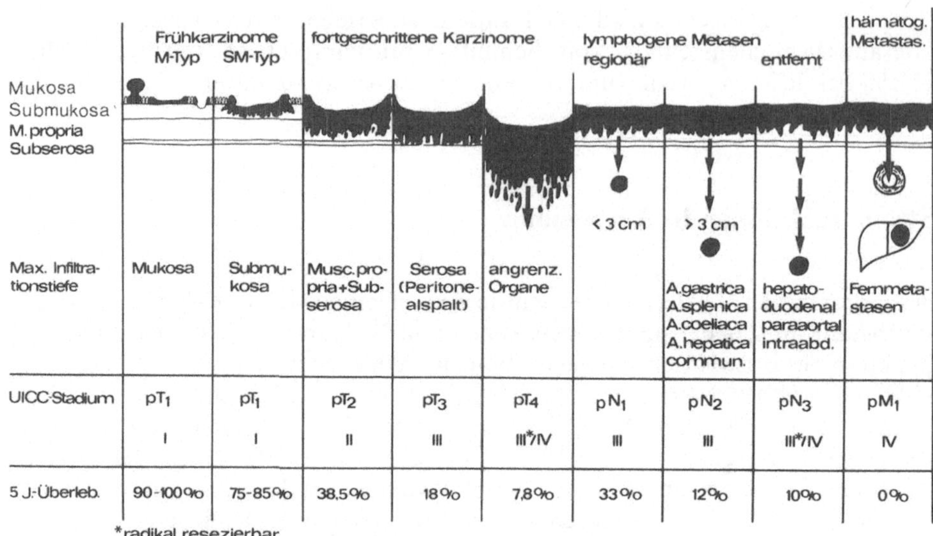

Abb. 4. Klassifikation der Magenkarzinome nach der UICC (1979). Angaben zur Fünfjahresheilungsrate mod. nach Schmitz-Moormann et al. (1979)

stasierung in Lymphknoten und entferntere Organe zu berücksichtigen. Die Tiefenausdehnung erfolgt heute z.T. noch mit Hilfe der inzwischen eingebürgerten Klassifikationen (z.B. Frühkarzinom – fortgeschrittenes Karzinom); besser sollte das TNM-System (Kennedy 1970; UICC 1979) verwandt werden. Dabei entsprechen die Frühkarzinome mit ihrem auf Mukosa oder Submukosa limitierten Tiefenwachstum dem Tumorstadium pT_1, die fortgeschrittenen Karzinome mit Invasion der Muscularis propria und der Subserosa dem Stadium pT_2. Der Einbruch in den Peritonealspalt wird als pT_3 und die Infiltration entfernterer Organe als pT_4 bezeichnet (vgl. Abb. 4). Von dieser Tiefenausdehnung ist auch der Befall benachbarter Lymphknotenstationen abhängig. Bei Frühkarzinomen beträgt dieser bis maximal 15%, bei Infiltration der Muscularis propria 50–70% und bei Infiltration der Subserosa bereits 90%. Die von der UICC im Jahre 1979 zusam-

Tabelle 3. TNM-Klassifikation der Tumorausbreitung (Staging)

T_1	Frühkarzinom (M- oder SM-Typ)
T_2	Infiltration von Muscularis propria und Subserosa
T_3	Einbruch in den Peritonealspalt und Serosa
T_4	Infiltration benachbarter Organe
N_0	Keine Metastasen in den Lymphknoten
N_1	Metastasen in den perigastrischen Lymphknoten innerhalb eines Abstands von 3 cm vom Tumor
N_2	Metastasen in regionalen Lymphknoten mit einem Abstand von > 3 cm vom Tumor
N_3	Metastasen in weiter entfernt liegenden Lymphknoten
M_0	Keine Fernmetastasen
M_1	Fernmetastasen vorhanden

mengestellten Kriterien der Tumorausdehnung sind in Tabelle 3 und gemeinsam mit prognostischen Angaben in Abb. 4 zusammengestellt.

Lymphogene Metastasen

Die meisten Magenkarzinome metastasieren zunächst auf dem Lymphweg. Durchschnittlich sind bei 76,7% aller resezierten Magenkarzinome Metastasen in den Lymphknoten nachweisbar (Eker u. Efskind 1960). Das Auftreten der Metastasen hängt von der Invasionstiefe der Karzinome ab. Während die Metastasenhäufigkeit in einer eigenen Serie von 57 Frühkarzinomen je nach Infiltration der Mukosa bzw. Submukosa bei 3,2 bzw. 16,6% lag, beträgt sie bei Infiltration der Subserosa bereits 50% und bei Befall der Serosa sogar 85% (Hermanek 1979a). Neben der Invasionstiefe spielt aber auch die Differenzierungshöhe des Primärtumors für die Häufigkeit der Metastasierung eine Rolle (Eker und Efskind 1960).

Hinsichtlich der Lokalisation der metastatisch befallenen Lymphknoten werden 5 Regionen unterschieden:

1) die obere gastrische Zone,
2) die suprapylorische Zone,
3) die infrapylorische Zone,
4) die pankreaticolienale Zone, und
5) die Zone um den Tripus Halleri.

Diese Lymphknotenstationen sind von Coller et al. (1941) sowie von Eker u. Efskind (1960) in einer abweichenden Folge jeweils im Uhrzeigersinn durchnumeriert worden. Als Zone I wurde von Coller et al. (1941) die infrapylorische Region gewählt, von den skandinavischen Autoren Eker und Efskind (1960) jedoch die obere gastrische Gruppe (vgl. Abb. 5). Beide Klassifikationen haben auch im

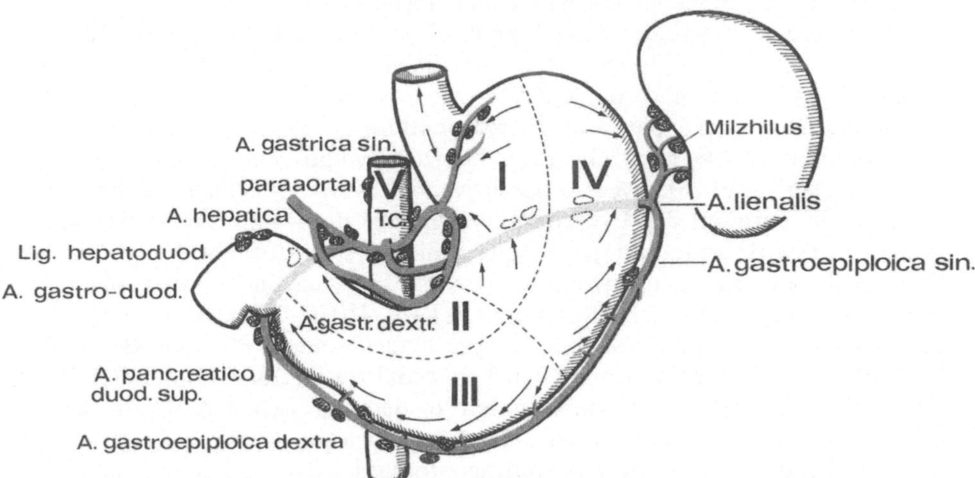

Abb. 5. Lymphdrainage des Magens. *I* obere gastrische Zone, *II* suprapylorische Zone, *III* infrapylorische Zone, *IV* pankreatikolienale Zone, *V* Zone um Tripus Halleri. (Nach Eker u. Efskind 1960)

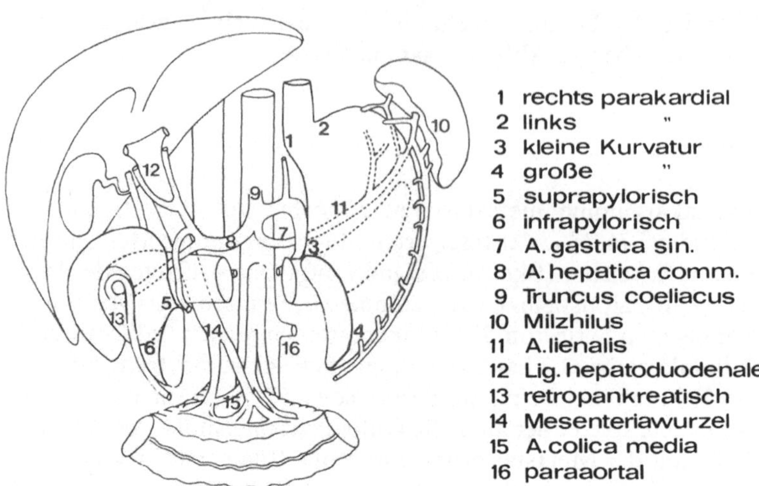

Abb. 6. Klassifikation der Lymphknoten-Gruppen nach der Japanese Research Society for Gastric Cancer (Kajitani 1979)

deutschsprachigen Raum Anhänger gefunden (Gütgemann u. Schreiber 1964; Priesching 1979). Die obere gastrische Gruppe und die pankreatikolienale Gruppe sind besonders bei einer Lokalisation des Karzinoms im oberen Magendrittel und die supra- bzw. infrapylorischen Gruppen vor allem bei Tumorsitz im Antrum befallen, während Geschwülste der Magenmitte in alle Zonen absiedeln können. Für die operative Taktik ist von Bedeutung, daß beim Kardiakarzinom die suprapylorischen Lymphknoten in 56 % und die infrapylorischen Lymphknoten in 12 % Metastasen enthalten (Sunderland et al. 1953), während Antrumkarzinome nur extrem selten – und dann ohne sog. „Lymphknotensprung" – in den Milzhilus und die obere gastrische Gruppe absiedeln.

Neben dieser klassischen Einteilung der Lokalisation lymphogener Metastasen werden weitere Einteilungen verwandt, die japanische Klassifikation und die pTNM-Klassifikation nach der UICC.

In einer Studie der Japanischen Gesellschaft für das Studium des Magenkrebses (Kajitani 1979, 1981) wird eine Einteilung der Lymphknoten in einzelne Gruppen propagiert (Abb. 6). Diese differenzierte Klassifikation mag für die intraoperative Präparation der Lymphknoten und für die wissenschaftliche Dokumentation der Befunde von Bedeutung sein; ob sie jedoch in die praktische Diagnostik oder gar in die Routine-Therapie Eingang finden wird, bleibt zu bezweifeln. In der TNM-Klassifikation von 1979 (UICC 1979) wurde demgegenüber eine rigorose Vereinfachung vorgeschlagen, indem N_1 den Befall der Lymphknoten in einer Entfernung von 3 cm zum Primärtumor, N_2 den Befall der weiter als 3 cm entfernten Lymphknoten an den gastrischen Arterien, der A. splenica, des Truncus coeliacus sowie der A. hepatica communis bedeutet. Als N_3 wird der Befall der paraaortalen und hepatoduodenalen und/oder anderer intraabdomineller Lymphknoten bezeichnet (vgl. Abb. 4, Tabelle 3). Neuere Untersuchungen haben ergeben, daß nicht nur die sorgfältige operative Entfernung der Lymphknoten, sondern auch die Technik der histologischen Aufarbeitung von Bedeutung ist: So sind die pankreaticolienalen Lymphknoten bei aufwendiger Stufenschnittechnik (Schnittabstand von 300 μm) bei 65% der Magenkarzinome metastatisch befallen (Fujimaki et al. 1972). Dabei waren 45% der betroffenen Lymphknoten makroskopisch unauffällig. Dieselben Autoren heben hervor, daß selbst bei 28% der Antrumkarzinome die pankreaticolienale Gruppe befallen war. Deshalb wird für eine kurative Resektion nicht nur die Ausräumung der primären, sondern auch der sekundären Lymphknotenregionen gefordert (Allison 1981). Das sog. Lymphknotenrezidiv nach Gastrektomie tritt nach einer Literaturzusammenstellung von Pichelmayr u. Meyer (1979) mit einer Häufigkeit von 21% auf und wird daher u. a. als Argument für die totale Gastrektomie aus Prinzip angeführt.

Bei metastatischem Befall der Lymphknoten hängt die Prognose im wesentlichen von der Anzahl der betroffenen Lymphknotengruppen ab. So liegt die Fünfjahresheilung für Tumoren ohne Metastasierung bei 48,9%, fällt jedoch bei einer befallenen Gruppe auf 19,2%, bei 2 Lymphknotenstationen auf 8,5% und bei 3 Gruppen auf 6,3% ab (Eker u. Efskind 1960, vgl. Tabelle 4).

Tabelle 4. Zahl der metastatisch befallenen Lymphknoten beim Magenkarzinom in Beziehung zur Prognose (Nach Eker u. Efskind 1960)

Befallene Lymphknoten	Fünfjahresheilungsrate [%]
Kein Befall	48,9
1 Gruppe	19,2
2 Gruppen	8,5
3 Gruppen	6,3

Es hat sich gezeigt, daß es keine physiologischen Barrieren für die Tumorausbreitung im Bereich der Kardia und des Pylorus gibt. Die Häufigkeit von Metastasen im Ösophagus liegt bei Kardiakarzinomen bei 41%, wobei in einzelnen Fällen sogar das Krikoid metastatisch erreicht wurde (Wanke et al. 1980); das pylorusnahe Antrumkarzinom greift nach diesen Autoren in etwa 52% auf das Duodenum über, so daß die historische These der sog. Pylorusbarriere (Rokitansky) heute nicht mehr haltbar ist. Da die Ausbreitung zumeist lymphogen in verschiedenen Wandschichten erfolgt, wurde die Forderung nach einer breiten Resektion der Duodenalmanschette im Abstand von 5 cm erhoben. Schnellschnitte sind offenbar aus methodischen und pathologisch-anatomischen Gründen nur bedingt in der Lage, die Resektionslinien zu beurteilen, da die Ausdehnung des Tumors im Lymphgefäßsystem diskontinuierlich sein kann (Wanke et al. 1980).

Fernmetastasen

Bei der hämatogenen Absiedlung dominiert der sog. Pfortadertyp. Erst nach Überwindung der Leber oder nach Einschwemmung von Tumorzellen über den Ductus thoracicus kann es zu einem Befall der Lunge kommen. Peritoneale Meta-

Tabelle 5. TNM-Klassifikation des Magenkarzinoms in Beziehung zur Prognose. (Nach Schmitz-Moormann et al. 1979)

Tumorstadium	Fünfjahresheilungsrate [%]
T_1	61,7
T_2	38,5
T_3	18,0
T_4	7,8
N_1	33,0
N_2	12,0
N_3	10,0
N_4	0,0
M_1	0,0

stasen beruhen dagegen meistens auf einem Tumoreinbruch in den Peritonealspalt. Bei einer Zusammenstellung von 760 Autopsiefällen (Borchard u. Sons, im Druck) finden sich die meisten Fernmetastasen in der Leber (42,2 %), gefolgt von Peritoneum (27,9 %), Lunge und Pleura (21,8 %), Pankreas (16,0 %), Knochenmark (11,6 %) und Nebennieren (10,1 %). Eine ähnliche Häufigkeit der Metastasierung fanden auch andere Autoren (Dupont et al. 1978). Diffuses und intestinales Karzinom unterscheiden sich offenbar hinsichtlich ihres Metastasenmusters (Duarte u. Llanos 1981), da das intestinale Karzinom häufiger und umfangreicher in die Leber absiedelt, während die peritoneale Aussaat, die Lymphangiosis carcinomatosa der Lunge und Krukenberg-Tumoren in den Ovarien besonders beim diffusen Karzinom auftreten können.

Nimmt man die lokale Tiefeninvasion der Tumoren und die lymphogene Metastasierung sowie das Auftreten von Fernmetastasen zusammen, so läßt sich ein differenziertes Bild über die Prognose der Magenkarzinome erstellen (vgl. Tabelle 5).

Magenfrühkarzinome

Diese prognostisch günstigen Formen des Magenkarzinoms, bei denen lediglich Schleimhaut oder Submukosa vom Tumor infiltriert sind, wurden bereits vor etwa 80 Jahren in Europa unter der Bezeichnung „oberflächlicher Schleimhautkrebs", später auch als „Cancer de l'estomac au debut" und „Carcinoma in situ" wiederholt beschrieben. Erst mit der Klassifikation der verschiedenen endoskopisch erkennbaren Typen des Frühkarzinoms und mit der genauen Definition der Japanischen Gesellschaft für Gastroenterologische Endoskopie im Jahre 1962 hat sich der Begriff des Frühkarzinoms durchgesetzt. Diese Tumoren machen in neueren japanischen Arbeiten bis zu 50 % aller diagnostizierten Magenkarzinome aus. Das Verhältnis zwischen Frühkarzinom und fortgeschrittenen Karzinomen wird inzwischen sogar als Maß für die diagnostische Effizienz einer endoskopischen Abteilung angesehen. In einigen europäischen Serien findet sich bereits eine Ausbeute von 20%. – Im eigenen Untersuchungsgut wurden zwischen 1975 und 1980 gemeinsam mit Tarhan 57 Frühkarzinome im Vergleich mit 401 fortgeschrittenen Magenkarzinomen gefunden, entsprechend einer Häufigkeit von 14,2%. Das mittlere Lebensalter der Patienten mit Frühkarzinomen lag bei 53,5 Jahren, dasjenige der Träger fortgeschrittener Karzinome bei 57 Jahren. Bei beiden Karzinomformen waren die männlichen Patienten um 5 bzw. 7 Jahre älter als die weiblichen. Man darf aus diesen Zahlen nicht schließen, daß ein Frühkarzinom im Zeitraum von 3,5 Jahren in ein fortgeschrittenes Karzinom überginge. Vielmehr haben Untersuchungen an operationsunwilligen Japanern ergeben, daß Frühkarzinome langsam wachsen. So liegt die Tumorverdopplungsrate zwischen 1 und 3 Jahren, längstens bei 6 Jahren (Yoshii et al. 1980). Insgesamt wurde angenommen, daß ein kleines Magenfrühkarzinom etwa 14–21 Jahre benötigt, um zu einem ausgedehnten Frühkarzinom zu werden (Fujita u. Hattori 1977). Dieses relativ langsame Wachstum kann dadurch erklärt werden, daß die Tumoren aufgrund des verminderten Gehalts an protektiven Schleimsubstanzen vom Magensaft angedaut werden und geschwürig zerfallen. Diese Ulzera können sowohl von gesunder als auch von karzinomatöser Schleimhaut reepithelisiert werden, wobei sich dieser Vorgang mehrfach wiederholen kann (sog. maligner Zyklus, vgl. Abb. 9).

Bei der endoskopischen Klassifizierung der Magenfrühkarzinome unterscheidet man polypöse Formen als Typ I von flach ausgebreiteten Formen des Typs II und exkavierten bzw. ulzerierten Typen als Typ III (vgl. Abb. 7). Meistens entsprechen die polypösen Formen feingeweblich dem intestinalen Typ, während flache Formen eher dem diffusen Typ korrespondieren. Das biologische Wachstum der Frühkarzinome und die sekundären Ulzerationen tragen zu einer Vielfalt der Erscheinungsformen bei, die als Kombinationsformen bezeichnet werden. In unserem Untersuchungsgut machten sie 45,4% aus, darunter am häufigsten der

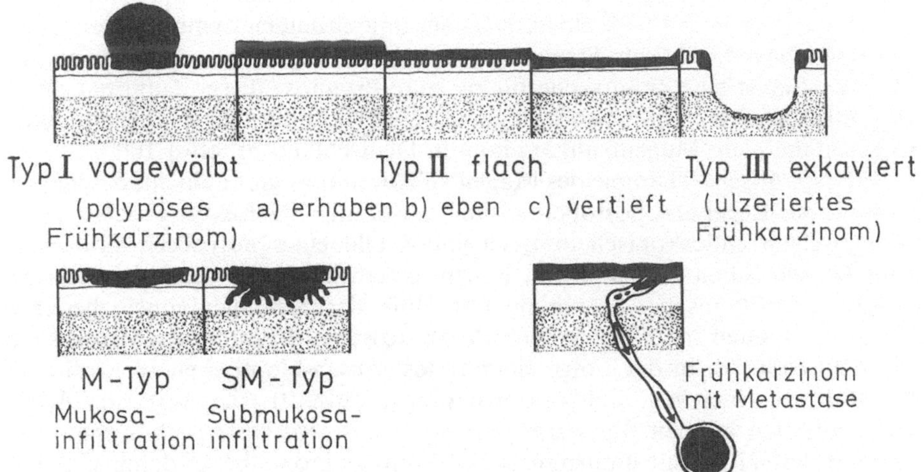

Abb. 7. Klassifikation der Magenfrühkarzinome nach der Japanischen Gesellschaft für gastroenterologische Endoskopie

Typ IIc + III, der in Übereinstimmung mit anderen Serien in unserem Untersuchungsgut mit 31,6% am häufigsten vorkommt (vgl. Tabelle 6). Die Häufigkeitsangaben zur endoskopischen Typisierung schwankt infolge subjektiver Interpretationen deutlich, so daß Hermanek u. Rösch (1973) bereits eine vereinfachte endoskopische Klassifikation vorgeschlagen haben. Dennoch hat die herkömmliche japanische Einteilung nicht nur zum Verständnis der Morphogenese des Magenkarzinoms beigetragen (Yoshii et al. 1980; Oguro 1980), sondern auch die endoskopische Diagnostik verbessert.

Tabelle 6. Häufigkeit verschiedener endoskopischer Erscheinungsbilder des Magenfrühkarzinoms

Form der Magenfrühkarzinome	Hayashida 1969 [%]	Eigene Fälle (1975–1980) [%]
I	9,7	12,3
II a	9,1	12,3
II a + II c	6,5	1,7
II b	1,6	7,0
II c	33,8	14,0
II c + III u. III + II c	30,9	31,6
III	3,9	8,0
Andere	4,6	13,1
	n	n
	2364	57

Feingeweblich waren die Typen unserer Magenfrühkarzinome ganz ähnlich differenziert wie die fortgeschrittenen Karzinome. 54,4% der Magenfrühkarzinome hatten die Mukosa durchsetzt (M-Typ), während 45,6% die Submukosa infiltriert hatten (SM-Typ). Beim Mukosa-Typ fanden sich in 3,2% und beim Submukosa-Typ in 16,6% Metastasen in den angrenzenden Lymphknoten. Diese relativ geringe metastatische Streuung steht im Einklang mit den Angaben aus der Literatur. Sie ist eine Teilursache für die gute Prognose dieser Tumoren. Nach einer retrospektiven Studie von Elster et al. (1980) liegt die alterskorrigierte Fünfjahresheilung beim Magenfrühkarzinom in Deutschland bei etwa 100%.

Eine spezifische Therapie des Magenfrühkarzinoms gibt es nicht, da die Diagnose zu der Regel erst postoperativ am vollständigen Resektat gesichert wird. Bei typischem endoskopischem Erscheinungsbild eines polypösen Frühkarzinoms bei sehr alten Patienten mit hohem Operationsrisiko wurde jedoch eine kurative endoskopische Abtragung mit Hilfe der Schlingenbiopsie berichtet (Henke u. Ottenjan 1973; Hermanek 1979 b; Rösch u. Frühmorgen 1980). Diese Patienten bedürfen in der Folge einer endoskopisch-bioptischen Kontrolle, da ihm Rahmen einer sog. Feldkanzerisierung multizentrische Magenfrühkarzinome auftreten können. Ihr Anteil betrug in unserem Untersuchungsgut 7%, während die Häufigkeit multizentrischer Frühkarzinome bei anderen Untersuchern zwischen 3,4 und 64,7% liegt (Literaturübersicht in Ostertag u. Georgii 1979).

Sogenannte Mikrokarzinome und Miniaturkarzinome

Mit zunehmendem Einsatz von Magenbiopsien, aber auch als Folge von zytologisch-diagnostischen Magenspülungen sind in jüngster Zeit sehr kleine Magenfrühkarzinome aufgedeckt worden (Nakamura et al. 1968; Yamada et al. 1978; Taki u. Kuwabara 1981; Oohara 1982). Obwohl Nakamura et al. (1968) für Tumoren mit einem größten Durchmesser von 5 mm den treffenden Begriff „Mikrokarzinom" vorgeschlagen haben, scheint sich in jüngster Zeit der Begriff „minute cancer" (sehr kleine Karzinome bzw. Miniaturkarzinome) durchzusetzen. Karzinome mit einem Durchmesser von weniger als 3 mm sind auch als „punktförmige Karzinome" bezeichnet worden (Yamada et al. 1978). Wir haben diese Schleimhautveränderungen, die am Beginn der Histogenese des Magenkarzinoms liegen, auch als „Krebsanlagen" bezeichnet (Borchard 1981), zumal eine Metastasierung dieser Herde bisher noch nicht bekannt geworden ist. Da solche Läsionen bei einzelnen Patienten aber multipel auftreten (Taki u. Kuwabara 1981), liegt ihre praktische Bedeutung offenbar auch darin, daß sie einen Hinweis für die Gefährdung des Patienten darstellen. Wir glauben aber nicht, daß die auf Magenspülung mit Chymotrypsinlösung beruhende zytologische Diagnose von Tumorzellen (Yamada et al. 1978) Anlaß für eine totale Gastrektomie sein sollte, ohne daß endoskopisch-bioptisch ein Karzinom gefunden wurde. Ob die Diagnose eines punktförmigen Magenkarzinoms bzw. Miniaturkarzinoms eine Indikation zur Gastrektomie darstellt, kann z.Z. im Hinblick auf die inzwischen dokumentierte lange Dauer der Entwicklung eines Magenfrühkarzinoms (Fujita u. Hattori 1977) nicht eindeutig beantwortet werden. Da Mikrokarzinome in unserem Material nur etwa 10 % aller Frühkarzinome ausmachen, muß die Therapie bei jedem einzelnen Patienten – möglichst nach nochmaliger Kontrollendoskopie zum Ausschluß übersehener größerer Krebsherde – in Zusammenarbeit mit dem Kliniker sorgfältig abgewogen werden. Besonders bei alten Patienten mit erhöhtem Operationsrisiko ist u. E. Zurückhaltung geboten, weil hier die Gefährdung durch den chirurgischen Eingriff größer sein dürfte als durch das Mikrokarzinom.

Bioptische Diagnose der Magenkarzinome

Prinzipiell sollte heute jedes Magenkarzinom, abgesehen von Noteingriffen, bereits präoperativ durch Schleimhautbiopsien diagnostisch gesichert werden. Dies gilt um so mehr, als von einigen Autoren vorgeschlagen wurde, daß beim Vorliegen eines sog. diffusen Karzinoms eine radikalere Operation geplant werden sollte (vgl. Pichelmayr u. Meyer 1979). Die effiziente Diagnostik hängt dabei nicht nur von der Erfahrung des Endoskopikers, sondern auch von der adäquaten histologischen Aufarbeitung ab. Es hat sich gezeigt, daß die diagnostische Ausbeute mit der Zahl der Biopsien ansteigt (Graham et al. 1982): In dieser Studie gelang der Karzinomnachweis bei einer einzigen Biopsie nur in 70 %, bei 4 bzw.

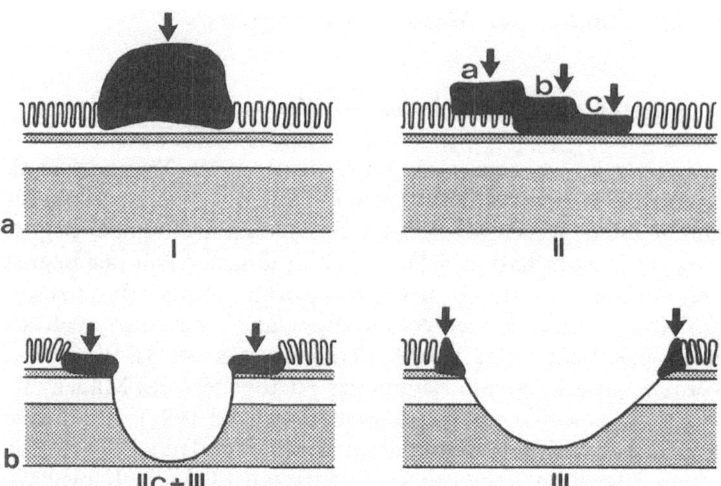

Abb. 8a, b. Entnahme repräsentativer Biopsien bei Magenfrühkarzinomen. **a** Nichtulzerierte Formen, **b** ulzerierte Formen. Typ *I–III* nach der Klassifikation der Japanischen Gesellschaft für gastroenterologische Endoskopie. (Mod. nach Elster u. Seifert 1979)

7 Proben dagegen in 96,3%. Andere Autoren haben darauf hingewiesen, daß Magenkarzinome bei Kombination von feingeweblicher und zytologischer Untersuchung routinemäßig in fast 100% aufgedeckt werden können (Dekker u. Tytgat 1977; Atay u. Ostertag 1980 u. a.). Die endoskopisch-bioptische Diagnostik ist demnach heute eine Methode von höchster Effizienz.

Für die Diagnostik der Magenfrühkarzinome ergeben sich Besonderheiten (Kawai et al. 1970; Kobayashi et al. 1979; Elster u. Seifert 1979). Eine positive Ausbeute hängt dabei von der Gewinnung repräsentativer Biopsien ab. Dabei sollten wenigstens 5 Proben entnommen werden, die bei den ulzerierten Formen vorwiegend aus dem Ulkusrand und nicht aus dem Ulkusgrund stammen sollten (vgl. Abb. 8). Bei Karzinomverdacht sollte das Biopsiematerial in Stufen von 100 μm entsprechend einer mittleren Ausbute von 10–20 Schnitten aufgearbeitet werden (Hermanek 1973). Fragliche positive Befunde oder der Nachweis schwerer Epitheldysplasien sollten zu einer möglichst baldigen endoskopisch-bioptischen Kontrolle des Befunds führen.

Krebsrisikoerkrankungen und präneoplastische Veränderungen

Nach der WHO muß man heute bei den Präkanzerosen die Krebsrisikoerkrankungen von den präneoplastischen Veränderungen (Dysplasien) abgrenzen. Bei den Krebsrisikoerkrankungen liegen oftmals in den Anfangsstadien noch keine präkanzerösen Gewebsveränderungen vor. Andererseits können solche präneoplastischen Veränderungen auch sporadisch in Biopsien gesehen werden, ohne

Tabelle 7. Karzinomhäufigkeit bei verschiedenen Krebsrisikoerkrankungen des Magens

Krebsrisikoerkrankungen	Krebshäufigkeit [%]
Chronisch-atrophische Gastritis	0–13
Magengeschwür	1–2
Perniziöse Anämie	0,5–12,3
Magenstumpf .	3,3 (−10,6)
Hyperplastische Polypen	1–2
Flache Adenome	15
Villotubuläre Adenome	45
M. Ménétrier	?–8

daß eine Krebsrisikoerkrankung bekannt ist. Unter klinischen Gesichtspunkten
konnten verschiedene Patientengruppen mit erhöhtem Krebsrisiko abgegrenzt
werden, die insbesondere prospektiv einer endoskopisch-bioptischen Kontrolle
bedürfen (vgl. Tabelle 7). Demgegenüber wurde nach Vorschlägen von Nagayo
(1971) sowohl von Grundmann (1975) als auch von Oehlert et al. (1975) – nach
dem Vorbild von Portio uteri – erstmals sog. Dysplasien verschiedenen Schwere-
grades beschrieben, die als mögliche Krebsvorstadien des intestinalen Karzinoms
in Betracht kommen. Einige Dysplasieformen können als mögliche Vorstufe des
Siegelringzellenkarzinoms angesehen werden (Borchard et al. 1979). Die Bedeutung dieser Befunde wird z. Z. weiter untersucht. Obwohl bis vor kurzem auch
reaktive Prozesse bei den leicht- und mittelgradigen Dysplasien einbezogen wurden, sollten nach einem Vorschlag der WHO nur noch eindeutig neoplastische
Läsionen als Dysplasien bezeichnet werden (Morson et al. 1980). Obgleich Oehlert (1979) zeigte, daß sich sogar schwere Epitheldysplasien in einem kleinen
Prozentsatz zurückbilden, sollte die Diagnose einer schweren Dysplasie immer
Anlaß für eine engmaschige endoskopisch-bioptische Kontrolle sein. Im Rahmen
einer Feldkanzerisierung treten schwere Epitheldysplasien nicht selten in der
Nachbarschaft von Karzinomen auf. Für die Krebsentstehung im Magen darf

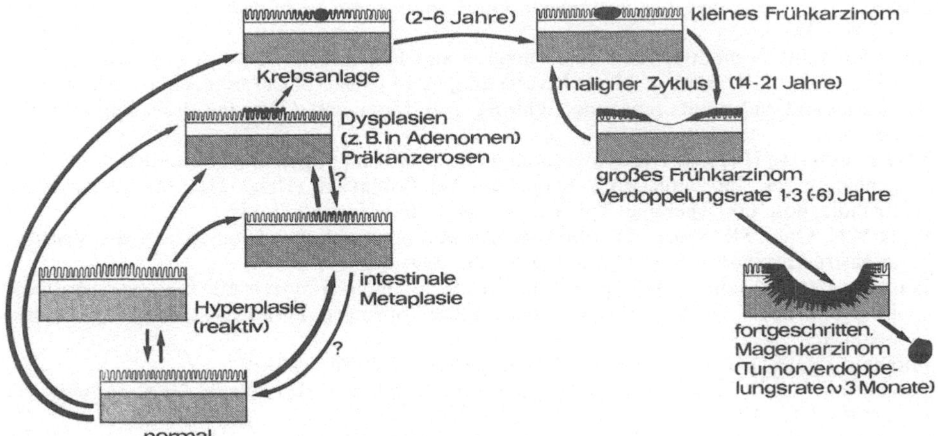

Abb. 9. Mögliche Morphogenese des Magenkarzinoms

man annehmen, daß sie meistens in mehreren Schritten abläuft, die auf der Ebene der Dysplasien kaum noch reversibel sein dürften (Abb. 9). Ist erst einmal eine frühe Krebsanlage etabliert, so vergehen nach Berechnungen von Fujita u. Hattori (1977) etwa 2–6 Jahre, bis aus der Krebsanlage ein kleines Frühkarzinom wird. Bis aus diesem kleinen Frühkarzinom ein großes Frühkarzinom heranwächst, vergehen nach Fujita u. Hattori abermals im Mittel zwischen 14 und 21 Jahre. Wenn diese Berechnungen zutreffen, haben die meisten Magenkarzinome zum Zeitpunkt ihrer klinischen Diagnose eine jahrelange, wenn nicht sogar jahrzehntelange Vorgeschichte. In dieser Zeit sollte die Chance der endoskopisch-bioptischen Diagnostik genützt werden. Daß natürlich auch eine kürzere Karzinogenese möglich ist, lehren uns die fortgeschrittenen Magenkarzinome bei jugendlichen Patienten (vgl. auch Oguro 1980).

Ausblick

Unsere Kenntnis über das Magenkarzinom und dessen Früh- und Vorstadien ist in den letzten Jahren ebenso gewachsen wie die Kenntnis über Risikopatienten und mögliche kanzerogene Noxen. Es ist zu hoffen, daß dieses umfangreiche Wissen dazu beiträgt, daß dieser Tumor, der zu Virchows Zeiten noch an erster Stelle der Krebse stand, nicht nur weiter zurückgeht, sondern auch in Zukunft noch wirksamer therapiert werden kann.

Literatur

Allison JG (1981) Cancer of the stomach: Quot nomines tot sententiae. J Clin Gastroenterol 3:307–310
American Joint Committee for Cancer Staging and End-Results Reporting, Second edition, 1983. (Eds. O. H. Bears u. M. H. Myers) Staging of cancer of the stomach. In: Manual for staging and end-results reporting. Whiting, J. B. Lippincott Company, Philadelphia 1983, pp 67–69
Atay Z, Ostertag H (1980) Die zytopathologische Untersuchung in der Frühdiagnose des Magenkarzinoms. In: Berger HG, Bergemann W, Oshima H (Hrsg) Das Magenkarzinom. Frühdiagnose und Therapie. Thieme, Stuttgart New York, S 79–87
Black MM, Opler SR, Speer FD (1956) Structural representations of tumor-host relationships in gastric carcinoma. Surg Gynec Obstet 102:599–603
Borchard F (1979) Formal pathogenesis of chemically-induced cancers after gastric operations. In: Herfarth Ch, Schlag P (eds) Gastric cancer. Springer, Berlin Heidelberg New York, pp 60–63
Borchard F (1981) Gastric dysplasia. Istocitopathologia 1981/3:89–91
Borchard F (1982) Pathologische Anatomie der kolorektalen Karzinome. GBK Mitteilungsdienst 37:12–17
Borchard F (1983) Tumormarker in Magenkarzinomen und in der benachbarten Schleimhaut. Verh Dtsch Ges Path 67:698

Borchard F, Sons HU (im Druck) Klassifizierung des Magenkarzinoms aus pathologisch-anatomischer Sicht. Therapiewoche

Borchard F, Rumpf P, Schacht U, Palomba PJ (1976) Formale Pathogenese des chemisch induzierten Magenkarzinoms der Ratte nach Vagotomie und Gastroenterostomie. Verh Dtsch Ges Path 60:452

Borchard F, Mittelstaedt A, Kicker R (1979) Incidence of epithelial dysplasia after partial gastric resection. Path Res Pract 164:282–293

Borchard F, Mittelstaedt A, Stux G (1979) Dysplasien im Resektionsmagen und Klassifikationsprobleme verschiedener Dysplasieformen. Verh Dtsch Ges Path 63:250–257

Borchard F, Salehnia S, Bach J (1981) Immunhistochemische Untersuchungen über T- und B-Lymphocyten in Frühcarcinomen und fortgeschrittenen Carcinomen des Magens. Verh Dtsch Ges Path 65:518

Borrmann R (1926) Geschwülste des Magens und Duodenums. In: Henke F, Lubarsch O (Hrsg) Verdauungsschlauch. Springer, Berlin S 865–1054

Broders AC (1926) Carcinoma: Grading and practical application. Arch Path 2:376–381

Coller FA, Kay EB, McIntyre RS (1941) Regional lymphatic metastases of carcinoma. Arch Surg 43:748–761

Correa P, Cuello C, Duque E (1970) Carcinoma and intestinal metaplasia of the stomach in Columbian migrants. J Natl Cancer Inst 44:297–306

Day DW, Morson BC (1978) Gastric cancer. In: Anthony PP, Woolf N (eds) Recent advances in histopathology, No. 10. Livingstone, Edinburgh London New York, p 159–177

Dekker W, Tytgat GN (1977) Diagnostic accuracy of fiberendoscopy in the detection of upper intestinal malignancy. A follow-up analysis. Gastroenterology 73:710–714

Duarte I, Llanos O (1981) Patterns of metastases in intestinal and diffuse types of carcinoma of the stomach. Hum Pathol 12:237–242

Dupont JB Jr, Lee JR, Burton GR, Cohn I Jr (1978) Adenocarcinoma of the stomach: Review of 1497 cases. Cancer 41:941–947

Eker R, Efskind J (1960) The pathology and prognosis of gastric carcinoma. Acta Chir Scand [Suppl] 264:1–194

Elster K, Seifert E (1979) Magenfrühkarzinom. Witzstrock, Baden Baden Köln New York, S 76

Elster K, Wild A, Thomasko A (1980) Prognose des Magenfrühkarzinoms. Eine Analyse aus 293 Fällen. Dtsch med Wschr 105:949–953

Fly OA, Dockerty MB, Waugh JM (1956) Metastasis to the regional nodes of the splenic hilus from carcinoma of the stomach. Surg Gynec Obstet 102:279–286

Fujimaki M, Soga J, Wada K et al. (1972) Total gastrectomy for gastric cancer. Clinical considerations on 431 cases. Cancer 30:660–664

Fujita S, Hattori T (1977) Cell proliferation, differentiation and migration in the gastric mucosa: A study on a background of carcinogenesis. In: Farber E, Kawachi T, Nagayo T, Sugano H, Sugimura T, Weisburger JH (eds) Pathophysiology of carcinogenesis in digestive organs. University of Tokyo Press, Tokyo, pp 21–36

Giedl J (1980) Klinische Bedeutung der histologischen Typenbestimmung beim Magenkrebs. Münch med Wschr 122:205–208

Gloor F (1976) Das Oberflächenkarzinom (Frühkarzinom) des Magens. Schweiz med Wschr 106:21–27

Graham DY, Schwartz JT, Cain GH, Gyorkey F (1982) Prospective evaluation of biopsy number in the diagnosis of esophageal and gastric carcinoma. Gastroenterology 82:228–231

Grundmann E (1975) Histologic types and possible initial stages in early gastric carcinoma. Beitr Path 154:256–280

Grundmann E (1978) Early gastric cancer – today. Path Res Pract 162:347–360

Gütgemann A, Schreiber HW (1964) Das Magen- und Kardia-Karzinom. Vorträge aus der praktischen Chirurgie, Heft 69. Enke, Stuttgart

Häring R, Köbisch P, Karavias T (1978) Probleme des distalen Magencarcinoms. Akt Chir 13:295–308

Hamazaki M, Sawayama K, Kuriya T (1968) Stomach cancer with lymphoid stroma. J Karyopathol 12:115–120

Hawley PR, Westerholm P, Morson BC (1970) Pathology and prognosis of carcinoma of the stomach. Br J Surg 57:877–883

Henke M, Ottenjan R (1973) Therapeutic snare-ectomy of an early carcinoma in the cardia. Endoscopy 5:225–228

Hermanek P (1973) Gastrobiopsy in cancer of the stomach. Endoscopy 5:144–147

Hermanek P (1979a) Typing, grading and staging of gastric carcinoma. In: Herfarth Ch, Schlag P (eds) Gastric Cancer. Springer, Berlin Heidelberg New York, pp 163–168

Hermanek P (1979b) Local excision – A therapeutic procedure in early gastric carcinoma? In: Herfarth Ch, Schlag P (eds) Gastric Cancer. Springer, Berlin Heidelberg New York, pp 215–216

Hermanek P, Rösch W (1973) Critical evaluation of the japanese "early gastric cancer" classification. Endoscopy 5:220–224

Inberg MV, Lauren P, Viikari SJ (1980) Die Prognose des Magenkarzinoms vom intestinalen Typ und vom diffusen Typ nach Magenresektion. In: Beger HG, Bergemann W, Oshima H (Hrsg) Das Magenkarzinom. Thieme, Stuttgart New York, S 247–248

Inokuchi K, Inutsuka S, Furusawa M, Soejima K, Ikeda T (1967) Stromal reaction around tumor and metastasis and prognosis after curative gastrectomy for carcinoma of the stomach. Cancer 20:1924–1929

Kajitani T (ed) (1979) Treatment results of stomach carcinoma in Japan, 1963–1966. WHO-CC Monograph No. 2, Tokyo

Kajitani T (ed) (1981) The general rules for the gastric cancer study in surgery and pathology. Jpn J Surg 11:127–139

Kawai K, Akasaka Y, Misaki F, Murakami K, Masuda M (1970) Gastro-fiberscopic biopsy on early gastric cancer. Endoscopy 2:82–87

Kennedy BJ (1970) TNM classification for stomach cancer. Cancer 26:971–983

Kobayashi S, Kasugai T, Yamazaki H (1979) Endoscopic differentiation of early gastric cancer from benign peptic ulcer. Gastrointest Endosc 25:55–57

Laurén P (1965) The two histological main types of gastric carcinoma: Diffuse and so-called intestinal-type carcinoma. Acta Path Microbiol Scand 64:31–49

Longmire WP Jr (1977) Gewandelte Aspekte des Magenkarzinoms. Münch med Wschr 119:613–616

MacCarty WC (1922) Factors which influence longevity in cancer. Ann Surg 76:9–12

Ming S-C (1977) Gastric carcinoma. A pathobiological classification. Cancer 39:2475–2485

Morson BC, Sobin LH, Grundmann E, Johansen A, Nagayo T, Serck-Hanssen A (1980) Precancerous conditions and epithelial dysplasia in the stomach. J Clin Pathol 33:711–721

Nagayo T (1971) Histological diagnosis of biopsied gastric mucosae with special reference to that of borderline lesions. Gann Monograph on Cancer Research 11:245–256

Nakamura K, Sugano H, Takagi K (1968) Carcinoma of the stomach in incipient phase: Its histogenesis and histological appearances. Gan 59:251–258

Oehlert W (1979) Biological significance of dysplasias of the epithelium and of atrophic gastritis. In: Herfarth Ch, Schlag P (eds) Gastric cancer. Springer, Berlin Heidelberg New York, pp 91–104

Oehlert W, Keller P, Henke M, Strauch M (1975) Die Dysplasien der Magenschleimhaut. Dtsch med Wschr 100:1950–1956

Oguro Y (1980) Endoskopische und bioptische Verlaufsuntersuchungen über die Entstehung und Entwicklung des Magenfrühkarzinoms. In: Berger HG, Bergemann W, Oshima H (Hrsg) Das Magenkarzinom. Thieme, Stuttgart New York, S 124–132

Oohara T (1982) Minute gastric cancers less than 5 mm in diameter. Cancer 50:801–810

Oota K, Sobin L (1977) Histological typing of gastric and oesophageal tumours. Int. histological classification of tumours, vol 18. WHO, Geneva

Ostertag H, Georgii A (1979) Early gastric cancer: A morphological study of 144 cases. Path Res Pract 164:294–315

Paile A (1971) Morphology and prognosis of carcinoma of the stomach. Ann Chir Gynaecol 60 [Suppl 175] 1–56

Pfeiffer CJ (1979) General epidemiology of gastric cancer. In: Pfeiffer CJ (ed) Gastric cancer. Witzstrock, New York, pp 15–44

Pichelmayr R, Meyer H-J (1979) Value of gastrectomy „de principe". In: Herfarth Ch, Schlag P (eds) Gastric cancer. Springer, Berlin Heidelberg New York, pp 196–204

Priesching A (1979) On the problem of „stage-appropriate" treatment of gastric cancer. In: Herfarth Ch, Schlag P (eds) Gastric cancer. Springer, Berlin Heidelberg New York, pp 205–214

Ribeiro MM, Sarmento JA, Simoes MA, Bastos J (1981) Prognostic significance of Lauren and Ming classifications and other pathologic parameters in gastric carcinoma. Cancer 47:780–784

Rösch W, Frühmorgen P (1980) Endoscopic treatment of precanceroses and early gastric carcinoma. Endoscopy 12:109–113

Saito T, Inokuchi K, Takayama S, Sugimura T (1970) Sequential morphological changes in N-methyl-N-nitro-N-nitrosoguanidine in carcinogenesis in the glandular stomach in rats. J Natl Cancer Inst 44:769–783

Schachenmayr W, Haferkamp O (1979) Prognostic significance of stromal reaction in gastric carcinoma. In: Herfarth Ch, Schlag P (eds) Gastric cancer. Springer, Berlin Heidelberg New York, pp 182–186

Schlake W, Nomura K (1979) Histogenesis of carcinoma in the glandular stomach of the rat after B I resection. Curr Top Path 67:1–67

Schmitz-Moormann P, Heider H-A, Thomas C (1979) Cancer of the stomach – prognosis, independent of therapy. In: Herfarth Ch, Schlag P (eds) Gastric cancer. Springer, Berlin Heidelberg New York, pp 172–181

Steiner PD, Maimon SN, Palmer WL, Kirshner JB (1948) Gastric cancer: Morphologic factors in five year survival after gastrectomy. Am J Path 24:947–969

Sunderland DA, McNeer G, Ortega GL, Pearce LS (1953) The lymphatic spread of gastric cancer. Cancer 6:987–996

Taki K, Kuwabara N (1981) Studies on histogenesis of the gastric carcinoma using minute cancers. Pathol Res Pract 172:176–190

Teglbjoerg PS (1978) Highly differentiated gastric adenocarcinoma originating from the normal, non metaplastic gastric epithelium. Acta Path Microbiol Scand [A] 86:87–89

UICC (Union Internationale Contre le Cancer) (1979) TNM-Klassifikation der malignen Tumoren, 3. überarbeitete und erweiterte Aufl. Springer, Berlin Heidelberg New York

Wagner G (1982) Die Epidemiologie des Krebses – Aktueller Stand (2). Arzt Krankenh 4/82:235–245

Wanke M, Schwan H, Benn H-P (1980) Intramurale Propagation des Magenkarzinoms mit Übergreifen auf Ösophagus und Duodenum. In: Beger HG, Bergemann W, Oshima H (Hrsg) Das Magenkarzinom. Thieme, Stuttgart New York, S 95–103

Watanabe H, Enjojii M, Imai T (1976) Gastric carcinoma with lymphoid stroma. Its morphologic characteristics and prognostic correlations. Cancer 38:232–243

WHO-Klassifikation s. Oota u. Sobin

Wurster W, Wysocki S, Rapp W (1980) Karzinoembryonales Antigen und Becherzellantigen. In: Beger HG, Bergemann W, Oshima H (Hrsg) Das Magenkarzinom. Frühdiagnose und Therapie. Thieme, Stuttgart New York, S 193–197

Yamada T, Murohisa B, Muto Y, Okubo H, Okamoto K, Doi K, Fujimori T (1978) Point, minute and small cancers of the stomach at the early developmental stage detected by improved chymotrypsin lavage method for diagnostic cytology. Acta Cytol (Baltimore) 22:460–469

Yoshii T, Marino T, Fujimori T (1980) Morphologischer Typ des Frühkarzinoms und seine Wachstumsgeschwindigkeit. In: Beger HG, Bergemann W, Oshima H (Hrsg) Das Magenkarzinom. Thieme, Stuttgart New York, S 60–67

Endoskopische Diagnostik des Magenkarzinoms und sogenannter Präkanzerosen

O. STADELMANN

Im Gegensatz zu anderen Organen sind im Magen-Darm-Kanal aufgrund ausgereifter endoskopischer Methoden sog. Präkanzerosen und Frühstadien des Krebses verhältnismäßig leicht zu erfassen. Hinsichtlich der Lebenserwartung kann davon ausgegangen werden, daß der Krebs in der Regel primär eine lokale Erkrankung ist und daß die meisten soliden Tumoren in noch lokalisiertem und wenig ausgedehntem Stadium eine bessere Prognose aufweisen als fortgeschrittene, v.a. in die Tiefe reichende Prozesse. Der Nachweis sog. Präkanzerosen schließlich verhilft dem Patienten durch Entfernung der präkanzerösen Läsion und durch Überwachung der präkanzerösen Kondition zu einer Lebenserwartung, die der eines Gleichaltrigen ohne diese Veränderungen entspricht. Diese Erkenntnis ist bei der Anwendung diagnostischer Maßnahmen von Bedeutung, da nur die Lebensverlängerung des Patienten einen Gewinn bedeutet. Nicht dem fortgeschrittenen Tumor, sondern vielmehr den unterschiedlichen Risikofaktoren des Magens gilt daher unser besonderes Interesse. Für das gestellte Ziel ist eine enge Partnerschaft zwischen Klinikern und Pathologen unumgänglich.

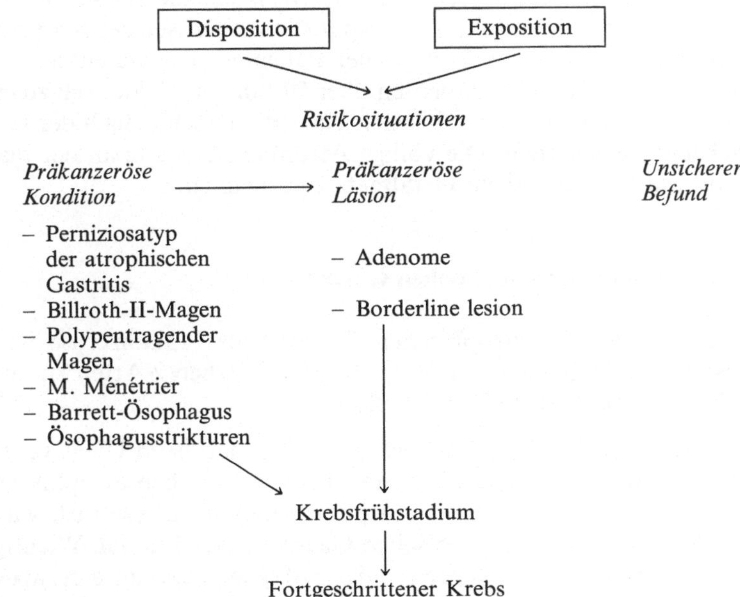

Abb. 1. Sogenannte Risikosituationen des Magens und der Speiseröhre

Am Magen sind zahlreiche Risikosituationen bekannt, die differenziert zu bewerten sind, da ihnen kein gleicher Stellenwert beizumessen ist. In Anlehnung an Elster (1974, 1978) nennen wir den Perniziosatyp der atrophischen Gastritis, den resezierten Magen, den polypentragenden Magen und den M. Ménétrier eine präkanzeröse Kondition. Davon abzugrenzen ist die präkanzeröse Läsion mit den Adenomen und der Borderline lesion. Schließlich muß als 3. Gruppe der unsichere Befund herausgestellt werden, bei dem weder exakte Angaben des Klinikers noch das bioptisch-morphologische Substrat eine klare Aussage ermöglichen. Weitere diagnostische Maßnahmen sind hier in kurzem Abstand erforderlich (Abb. 1).

Beide Gruppen der sog. Risikosituationen können über das Krebsfrühstadium einen fortgeschrittenen Krebs entwickeln. Liegen primär gutartige Geschwülste des Magens vor, so sind die harmlosen Formen von denjenigen abzugrenzen, bei denen gelegentlich eine Entartung beobachtet wird.

Atrophische Gastritis

Die Frage, ob die atrophische Gastritis allgemein eine präkanzeröse Kondition darstellt, ist schon wegen der Häufigkeit dieses Befunds bei Patienten mit einem Alter von mehr als 50 Jahren sehr problematisch (Heinkel et al. 1962; Siurala et al. 1968).

Eine fortgeschrittene atrophische Gastritis oder gar eine völlige Atrophie der Korpusschleimhaut, wie man sie v. a. unter dem Vollbild der intestinalen Metaplasie antreffen kann, ist jedoch selten. Auch die stärkeren Formen mit einer fortgeschrittenen Reduktion der spezifischen Drüsen der Korpusschleimhaut findet man höchstens bei 3–4% aller Patienten. Die wesentlich höheren Prozentsätze der Literatur bei Patienten über 50 Jahre sind dadurch zu erklären, daß alle Intensitätsgrade der atrophischen Gastritis einschließlich der leichteren Formen subsummiert werden. Die völlige Atrophie ist häufig an der blasseren Schleimhaut mit feinmaschigem Gefäßnetz zu erkennen.

Zwei Formen der atrophischen Gastritis

Das Problem der atrophischen Gastritis als Präkanzerose ist differenziert zu sehen (vgl. folgende Übersicht), da grundsätzlich 2 Arten zu unterscheiden sind (Stadelmann et al. 1973) (Tabelle 1):

1) Der *pylorokardiale Expansionstyp*, den man beim Ulcus ventriculi findet. Da das Magenulkus stets im Grenzbereich zwischen atrophischer Gastritis und noch funktionstüchtiger Korpusschleimhaut gelegen ist, wandert es mit der Ausbreitung der atrophischen Gastritis nach kranial. Wichtig für diesen Gastritistyp ist, daß sich proximal der Magenulzera und stets in der Fornixkuppel noch säureproduzierende Schleimhaut nachweisen läßt. Solche Patienten bekommen weder eine totale Achlorhydrie noch eine perniziöse Anämie.

Tabelle 1. Einteilung der atrophischen Gastritis nach histotopographischen Kriterien

1) Pylorokardialer Expansionstyp
- Nach kranial abnehmende Korpusgastritis,
- stets stärkere Entzündung der Antrumschleimhaut,
- Belegzellantikörper selten,
- Serumgastrin nicht erhöht,
- Gipfelsekretion nie < 2,5–3 mval HCl/h.

2) Perniziosatyp
- Atrophie der gesamten Korpusschleimhaut,
- Antrumschleimhaut meist normal,
- Belegzellantikörper bei > 50%,
- Serumgastrin meist erhöht,
- Achlorhydrie oder extreme Hypochlorhydrie (PAO < 1 mval HCl/h).

2) Die davon abzugrenzende atrophische Gastritis, wie sie bei extremer Hypochlorhydrie und bei totaler Achlorhydrie gefunden wird. Es handelt sich hier um den sog. *Perniziosatyp*, bei dem das Antrum mit nur wenigen Ausnahmen eine normale Schleimhaut und das Korpus eine atrophische Gastritis, im Endstadium eine völlige Atrophie (Abb. 2) bis in die Fornixkuppel aufweisen. Frühformen mit noch mehr oder weniger erhaltenen Gruppen von Korpusdrüsen sind nicht selten.

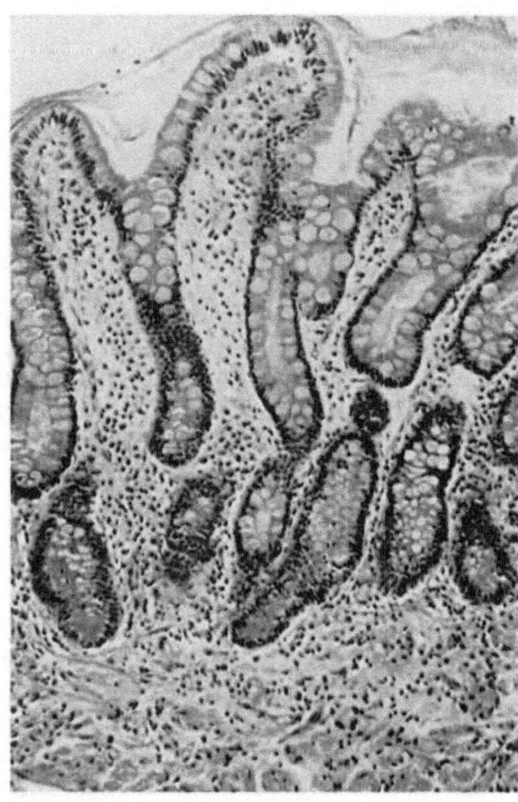

Abb. 2. Atrophische Gastritis mit dem Vollbild der intestinalen Metaplasie

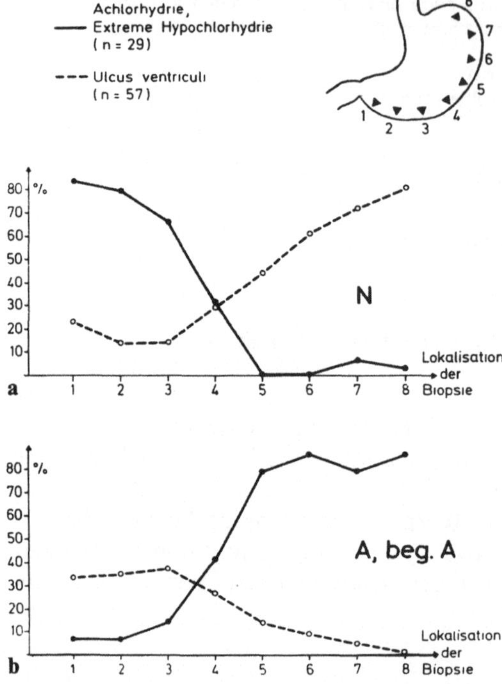

Abb. 3 a, b. Morphologische Befunde bei 2 verschiedenen, durch Stufenbiopsie an der großen Kurvatur (*1–8* Biopsiestufen) untersuchten Patientengruppen: 1. Gruppe bestehend aus 29 Patienten mit totaler Achlorhydrie (n = 20) und extremer Hypochlorhydrie (n = 9), 2. Gruppe bestehend aus 57 Patienten mit Ulcus ventriculi, lokalisiert vorwiegend im Angulusbereich. **a** Berücksichtigt nur normale Schleimhaut (*N*) und **b** nur die schweren Entzündungsgrade (*A* Atrophie, *beg. A* beginnende Atrophie). (Aus Stadelmann et al. 1973)

Eine Gegenüberstellung dieser beiden Gastritisformen, nämlich bei Patienten mit Ulcus ventriculi einerseits und Patienten mit Achlorhydrie und extremer Hypochlorhydrie andererseits zeigt Abb. 3. Bisher bestehen keine sicheren Hinweise dafür, daß die beiden Gastritisformen ineinander übergehen können.

Die Einteilung nach Strickland in die Typen A und B (Strickland u. Mackay 1973) umfaßt keine topografisch-morphologischen Gesichtspunkte, sondern orientiert sich zu starr an den Parametern: „Normale Antrumschleimhaut, Belegzellantikörper und hohes Serumgastrin" für den Typ A, während der Typ B unklar definiert ist. So kann eine atrophische Gastritis vom Perniziosatyp dieser Gruppe B zugeschrieben werden, da hier all diejenigen Fälle mit atrophischer Gastritis subsummiert werden, die definitionsgemäß nicht dem Typ A entsprechen. Sinnvoll erscheint daher eine Einteilung nach den in Tabelle 1 angeführten Gesichtspunkten.

Gastritistyp und Magenkarzinom

Schon vor differenzierten Schleimhautuntersuchungen war ein gehäuftes Auftreten des Magenkarzinoms bei perniziöser Anämie bekannt. Bei Siurala findet man Angaben, daß sich ein Karzinom bei 7,5 % der Patienten mit einer perniziösen Anämie, jedoch nur bei 0,15 % einer repräsentativen Kontrollgruppe entwickelt hat (Siurala et al. 1977). Der gleiche Autor ging in einer prospektiven Studie von der atrophischen Gastritis ohne nähere Typisierung aus und fand nach einer durchschnittlichen Beobachtungszeit von 20 Jahren immerhin bei 8,6% der Probanden ein Karzinom, bei der Oberflächengastritis hingegen bei weniger als 1%. Daraus könnte man folgern, daß die atrophische Gastritis dem Karzinom lange vorausgeht und daß nur diejenigen Patienten ihr Karzinom noch erleben, bei denen sich diese Schleimhautschädigung bereits in jüngeren Jahren entwickelt hat.

Familienuntersuchungen weisen hier auf eine genetische Komponente hin: Untersucht man nämlich Verwandte von Patienten mit einer perniziösen Anämie, so werden im Vergleich zu einer altersentsprechenden Population nicht nur vermehrt Karzinome, sondern auch häufiger schwere Formen der atrophischen Korpusgastritis sowie serologische und immunologische Kennzeichen des sog. Perniziosatyps angetroffen (Varis et al. 1979; Siurala u. Varis 1980). Geht man schließlich vom Magenkarzinom aus, so erscheinen die Untersuchungen von Ihamäki aufschlußreich, daß die Verwandten 1. Grades von Patienten mit einem Magenkarzinom signifikant häufiger und in jüngeren Jahren eine atrophische Gastritis des Antrum und Korpus sowie eine intestinale Metaplasie und eine Achlorhydrie aufweisen als eine repräsentative Vergleichsgruppe (Ihamäki et al. 1979).

Daß man beim Magenkarzinom relativ häufiger eine atrophische Gastritis findet, ist seit langem bekannt. Die Auffassung aber, daß sich das Magenkarzinom nur in einer atrophischen Gastritis entwickelt, kann u. a. aufgrund der Untersuchungen von Elster und Thomasko zumindest beim Frühkarzinom nicht aufrechterhalten bleiben (Elster u. Thomasko 1978). Immerhin ließ sich eine Beziehung zum Karzinomtyp nachweisen: So fand sich eine chronisch atrophische Gastritis beim diffusen Typ des Frühkarzinoms nach Laurén in unmittelbarer Tumornähe mit 39% seltener als beim intestinalen Typ mit 70%. Die klinische Konsequenz ist darin zu sehen, daß auf der Suche nach Risikogruppen Gewebe stets aus dem Magenfornix zu entnehmen ist und daß Patienten mit einer perniziösen Anämie oder einer atrophischen Gastritis vom Perniziosatyp in regelmäßigen Abständen zu untersuchen sind. Aus dem morphologischen Befund sollte eindeutig der Grad der Reduktion des spezifischen Drüsenkörpers hervorgehen. Gerade das Auftreten dieses Gastritistyps in jüngeren Jahren ist als prognostisch besonders ungünstig zu werten. Beim eigenen Patientengut mit einem entsprechenden Befund und familiärer Belastung sind bisher mehrere Frühkarzinome entdeckt worden.

Operierter Magen

Im resezierten Magen wird auch dann überdurchschnittlich häufig eine fortgeschrittene Gastritis gefunden, wenn ursprünglich ein Duodenalulkus vorgelegen hat. Anscheinend besteht dabei weniger eine Korrelation zum Alter als vielmehr zum Abstand von der Resektion. Die in Abb. 4 demonstrierte grafische Darstellung zeigt ferner, daß im Resektionsmagen der pylorokardiale Expansionstyp

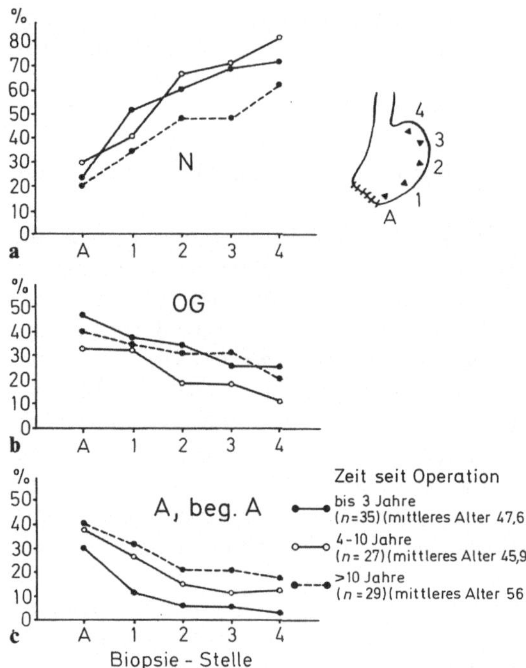

Abb. 4a–c. Häufigkeit morphologischer Befunde (*A, 1–4* Biopsiestufen) bei 3 Patientengruppen mit unterschiedlichem zeitlichem Abstand von der Operation. Auffallend häufiges Vorkommen von normaler Schleimhaut in allen 3 Gruppen. Signifikante Unterschiede lediglich bei den stärkeren Entzündungsgraden.
a Normal (*N*), **b** Oberflächengastritis (*OG*), **c** Atrophie (*A*) und beginnende Atrophie (*beg. A*). (Aus Stadelmann 1977)

und nicht der Perniziosatyp der Gastritis vorliegt. Bei keinem der mehr als 100 durch Stufenbiopsie untersuchten Patienten lag eine völlige Atrophie unter Einschluß der proximalen Magenabschnitte vor, was bedeutet, daß in aller Regel eine Perniziosa nach Magenresektion, die wegen eines Ulkus erfolgt ist, nicht zu erwarten ist. Typisch für den Billroth-II-Magen ist die Entwicklung einer foveolären Hyperplasie, die im Anastomosenbereich polypös ausgeprägt sein und röntgenologisch einen Tumor vortäuschen kann (Stadelmann 1977).

Klinisch von Bedeutung ist, daß spätestens ab dem 8.–10. postoperativen Jahr ein mit dem Abstand zur Operation zunehmendes Karzinomrisiko besteht. Nach Literaturangaben werden als Magenstumpfkarzinome definierte Tumoren bei bis zu 16% aller Untersuchungen nachgewiesen.

Wird die Endoskopie des operierten Magens routinemäßig, d. h. auch ohne gezielten Verdacht betrieben, so liegt die Häufigkeit des Stumpfkarzinoms auch nach eigenen Erfahrungen bei etwa 4%. Bei 333 Patienten von 6 Autoren betrug die seit der Resektion vergangene Zeit im Mittel 26 Jahre (Stadelmann 1977). Dabei ist jedoch zu berücksichtigen, daß das Intervall von der Magenresektion zum Karzinom um so kürzer ist, je älter der Patient zum Zeitpunkt der Magenresektion war, was bedeutet, daß ältere Patienten bereits früher und in kürzeren Abständen in das Vorsorgeprogramm einzubeziehen sind. Auch bestehen Hinweise darauf, daß das Intervall nach Resektion eines Magenulkus größer ist als nach Resektion eines Duodenalulkus (Kienzle u. Papachristou 1980). Die Häufigkeit des Stumpfkarzinoms läßt sich mit der für ehemalige Ulkus-duodeni-Patienten relativ häufigen atrophischen Gastritis allein nicht erklären. Wahrscheinlich liegt der Schlüssel in dem durch den Reflux von Gallensäure, Lysolezithin und Pankreassekret in den Magen hervorgerufenen Milieuwechsel zum Alkalischen, wodurch es, wie nachgewiesen werden konnte, zur Ansiedlung nitritbildender Bakterien kommt. Nitrosamine in hoher Konzentration gelten als karzinogene Substanzen. Dieser Auffassung entsprechen auch Beobachtungen, daß bei einer Gastroenterostomie häufiger Karzinome gefunden werden als nach einer Billroth-I-Resektion und daß durch eine Braun-Enteroanastomose das Risiko eines Karzinoms gesenkt werden kann.

Schleimhauthyperplasie

Die diffuse Schleimhauthyperplasie des Magens, die relativ selten ist, kann tumorartige Formationen hervorrufen. Meist liegt den endoskopisch eindrucksvollen und röntgenologisch tumorverdächtigen Riesenfalten, die sich durch Luftinsufflation mehr oder weniger verstreichen lassen, keine Schleimhauthyperplasie zugrunde. Während bei der extremsten Form einer glandulären Hyperplasie, dem Zollinger-Ellison-Syndrom, in der Regel eine gleichmäßige Schleimhautverdikkung mit mehr oder weniger ausgeprägten Faltenwülsten vorliegt, findet man bei der foveolären Form mit dem typischen Beispiel des M. Ménétrier meist pseudopolypöse, teilweise tumorartige Veränderungen, die makroskopisch gelegentlich als Polyposis in Erscheinung treten. Dem klassischen Bild mit polypoiden Faltenwülsten, Schleimauflagerungen und Kaliberschwankungen liegen morphologisch tief geschlängelte Grübchen zugrunde, die reichlich Schleim und Eiweiß absondern, was schließlich zur Hypoproteinämie führen kann (vgl. Abb. 5). Der dafür 1922 von Schindler gewählte Begriff einer hypertrophischen proliferativen Gastritis ist heute verlassen.

An den oft riesigen Falten sind Muscularis mucosae und die nicht selten ödematös veränderte Submukosa beteiligt. Lamina propria und Submukosa können entzündlich infiltriert sein; Entzündungszeichen fehlen jedoch oft völlig. Eine zusätzliche klinische Bedeutung ist wohl darin zu sehen, daß bei dieser Erkrankung gehäuft Magenkarzinome angetroffen werden; in größeren Statistiken wird von einer Karzinomfrequenz von bis zu 8% gesprochen, eine Häufigkeit, die mehr als zufällig ist, da in der Gesamtbevölkerung die Wahrscheinlichkeit für ein Magenkarzinom deutlich unter 1% liegt (Chusid et al. 1964; Kemmerer et al. 1973).

Wegen des oft abenteuerlichen Bildes ist der endoskopisch tätige Arzt überfordert, Frühformen des Magenkarzinoms rechtzeitig zu erkennen. Engmaschige Kontrollen sind daher erforderlich. Unter dem Bild von Faltenwülsten können auch das szirrhös wachsende Magenkarzinom, welches durch eine zusätzliche Wandstarre auffällt, sowie das maligne Lymphom in Erscheinung treten. Zur Sicherung der Diagnose ist eine Makropartikelbiopsie mit Hilfe der Elektroresektionsschlinge erforderlich. Eine Berechtigung für den in der Röntgendiagnostik auch heute noch gebräuchlichen Begriff „hypertrophische Gastritis" besteht nicht.

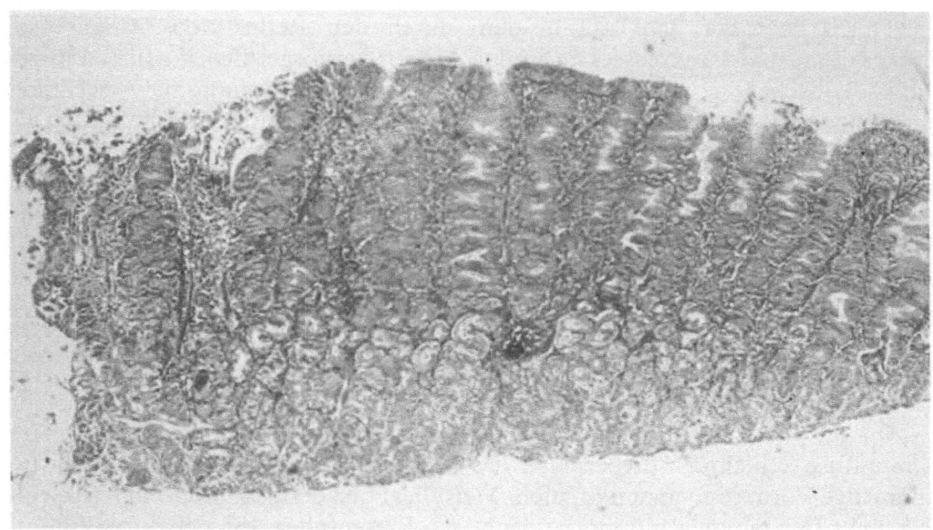

Abb. 5. Histologisches Bild einer Korpusschleimhaut bei M. Ménétrier. Foveoläre Hyperplasie mit tief geschlängelten Grübchen, die eine Länge von mehreren mm aufweisen

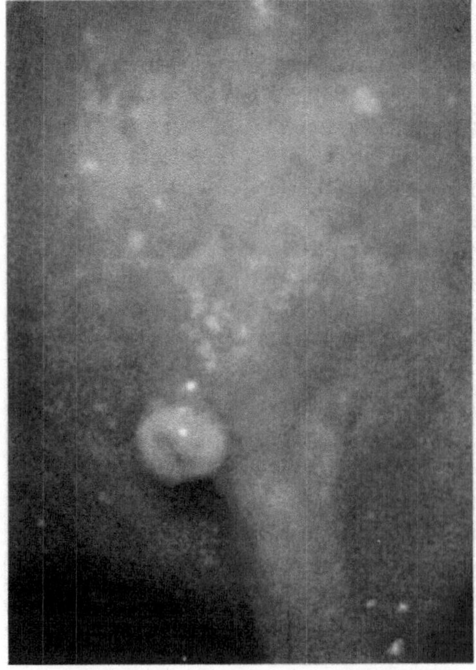

Abb. 6. Endoskopisches Bild eines linsengroßen Magenpolypen proximal vom Angulus ventriculi

Magenpolypen

Der Begriff „Polyp" (Abb. 6), lediglich die makroskopische Beschreibung einer sich ins Magenlumen vorwölbenden Veränderung, schließt unterschiedliche epitheliale und mesenchymale Läsionen ein und sollte nach Elster lediglich als klinische Arbeitsdiagnose Anwendung finden. Im einzelnen können dem makroskopischen Befund die in Tabelle 2 angeführten, morphologisch definierten Veränderungen zugrunde liegen.

Tabelle 2. Einteilung der gutartigen Magentumoren

Epithelial
1) Polypen im engeren Sinne
2) Systemhyperplasie (tumorartig)
3) Karzinoide
4) Nichtproliferierende polypöse Läsionen (Cronkhite-Canada-Syndrom, Drüsenkörperzysten)

Mesenchymal
1) Myome
2) Neurogene Tumoren u. a.

Tumorähnliche Veränderungen

Der epitheliale Magenpolyp galt in der Vorära subtiler morphologischer Untersuchungen als die typische Präkanzerose des Magens. Unterschiedliche Angaben über Häufigkeit und Entartung einzelner Formen beruhen vielfach auf einer Zuordnung ohne Berücksichtigung exakter morphologischer Kriterien. Die Bewertung des Polypen und des polypentragenden Magens hat sich jedoch unter dem Einfluß verfeinerter diagnostischer Methoden sowie neuerer Erkenntnisse grundlegend geändert. Es ist das Verdienst Elsters (Elster 1974), eine Einteilung der Magenpolypen im engeren Sinne vorgeschlagen zu haben, die sich an die Klassifizierung der Darmpolypen nach Morson (Morson 1962) anlehnt und zwischen geschwulstähnlicher Veränderung (hyperplastisch) und einem echten neoplastischen Polypentyp als Exponenten differenziert (Tabelle 3), während die Einteilung nach Ming (Ming 1977) lediglich zwischen den beiden Formen „hyperplastisch" und „adenomatös" unterscheidet. Nur blastomatöse Polypen zeigen Kriterien des autonomen, irreversiblen Wachstums und können maligne entarten.

Tabelle 3. Einteilung der Magenpolypen im engeren Sinne

- Fokale Hyperplasie
- Hyperplasiogener Polyp
  (= „regenerativer Polyp" nach Morson, „hyperplastischer Polyp" nach Ming)
- Adenom
- Borderline lesion, vorgewölbte Form
  (= „Adenom mit schwerer Dysplasie" WHO, „flat adenoma" nach Ming)
- Peutz-Jeghers-Polyp (Hamartom)

Die fokale Hyperplasie ist durch verlängerte Grübchen und papillär ausgezogene Leistenspitzen gekennzeichnet. Als histologisches Äquivalent findet man v. a. im Antrum die reaktive foveoläre Hyperplasie als Substrat chronischer Erosionen, ferner bei abheilenden Ulzerationen oder auch als Begleitreaktion der Schleimhaut bei submukösen Prozessen. Diese Polypenart ist absolut gutartig.

Der *hyperplasiogene* Magenpolyp ist wegen der Besonderheit seiner morphologischen Struktur sowie durch sein häufiges Vorkommen als typisch für den Magen zu betrachten. Er ist histologisch durch 2 Komponenten gekennzeichnet: So zeigen sich eine Hyperplasie der Foveolen und ferner adenomähnliche Formationen, die mehr in der Tiefe der Schleimhaut gelegen sind. Der Polyp, der dem hyperplastischen Polyp nach Ming (Ming 1977) und dem regenerativen Polyp nach Morson (Morson u. Dawson 1979) entspricht, hat im übrigen Verdauungskanal kein Analogon. Der Begriff „hyperplasiogen" unterstreicht die im Vordergrund stehende hyperplastische Komponente. Die adenomähnlichen Strukturen weisen keine Entdifferenzierung der Epithelien auf. Somit ist eine Entartung dieses Polypen eine Rarität (Koch u. Viebahn 1983). Das Karzinom dürfte hier „auf" und nicht „aus" dem Polypen entstanden sein.

Adenome des Magens unterscheiden sich nach ihrem Ursprung und dem Differenzierungsgrad; klinisch bedeutsam sind die mäßig differenzierten Adenome, die von den Drüsenhälsen ausgehen und hinsichtlich ihrer Wertung den Adenomen des Dickdarms gleichzusetzen sind. Diese echten neoplastischen Prozesse wachsen exophytisch, sind relativ selten und bevorzugt im Grenzbereich verschiedener Schleimhautarten (Pylorus, Korpus-Antrum-Grenze, Kardia) anzutreffen und haben als sog. präkanzeröse Läsion eine ausgesprochene Entartungstendenz.

Die polypoide Drüsenhalsproliferation mit Zellatypie, die sog. *Borderline lesion* (andere Bezeichnungen: „flat adenoma" nach Ming, „Adenom mit schwerer Dysplasie", WHO) ist ebenfalls eine präkanzeröse Läsion. Dieser Prozeß, der in seiner vorgewölbten Form (protruded type) als Polyp in Erscheinung tritt, kann sich in allen Magenabschnitten entwickeln und stellt bereits den Übergang zum Frühkarzinom der Typen I und II a dar (Abb. 7).

Beim *Peutz-Jeghers-Syndrom* handelt es sich um ein dominant hereditäres Leiden, welches durch das Auftreten multipler Polypen, vorwiegend in Dünn- und Dickdarm, seltener im Magen gekennzeichnet ist. Diese Polypen sind als Fehlkomposition der Schleimhaut den Hamartomen zuzurechnen. Die Oberfläche wird durch eine proliferierende ortstypische Schleimhaut gebildet und hat keine Entartungstendenz. Ein gleichzeitiges Auftreten mit polypösen Adenomen und hyperplasiogenen Polypen ist in seltenen Fällen möglich.

Das *Karzinoid* zählt nicht zu den Polypen im engeren Sinne. Als endokriner Tumor ist es den epithelialen Geschwülsten zuzurechnen und nimmt eine Zwischenstellung zwischen gutartigen und bösartigen Veränderungen der Magenschleimhaut ein, da es sich lokal nicht wie eine maligne, destruierend wachsende Neubildung verhält. Es wird im Magen wesentlich seltener als in Dünn- und

Dickdarm angetroffen. Unter 2579 entsprechenden Veränderungen waren nur 86 im Magen lokalisiert, darunter 28 % mit Metastasen (Sanders u. Axtell 1964). Erfolgt eine Metastasierung, so sind zunächst die regionalen Lymphknoten und die Leber befallen.

Polypose

Die frühere Ansicht, daß die Magenpolypose allgemein das Musterbeispiel einer Präkanzerose darstellt, muß heute modernen morphologischen Kriterien weichen, die eine entsprechende Klassifizierung beinhalten. Theoretisch können alle beschriebenen polypösen Veränderungen der Magenschleimhaut als Polyposis in Erscheinung treten, wobei die quantitative Abgrenzung von „multiplen Polypen" meist willkürlich erfolgt. Legt man hierfür die Zahl 50 und mehr zugrunde, so findet man histologisch nahezu ausschließlich die fokale foveoläre Hyperplasie, meist im Rahmen chronischer Erosionen, sog. Drüsenkörperzysten, die polypoide Form des M. Ménétrier sowie selten hyperplasiogene Polypen, von denen meist nicht mehr als 20 angetroffen werden.

Das Adenom, schon als Solitärbefund relativ selten, ist nach übereinstimmenden Erfahrungen in Form einer Polyposis nicht existent, so daß Magenresektionen, die allein bei dieser Form gerechtfertigt wären, aufgrund einer sog. Polyposis heute der Vergangenheit angehören.

Multiple Polypen sind nach Möglichkeit auf endoskopischem Weg vollständig zu entfernen.

Bei der Polyposis setzt ein differenziertes Vorgehen voraus, daß nach Möglichkeit 8–10 Polypen histologisch sorgfältig untersucht werden.

Polypentragender Magen

Die Frage, ob der polypentragende Magen generell der Risikogruppe für ein Magenkarzinom zugeordnet werden sollte, ist nicht unumstritten. Geht man vom Magenkarzinom aus, so werden hyperplasiogene Polypen nach Literaturangaben bei bis zu 25 % der Patienten nachgewiesen (Bötticher et al. 1975; Rösch u. Elster 1977). Neuere Untersuchungen beim Frühkarzinom (Elster 1978) sowie beim fortgeschrittenen Karzinom (Hermanek) können diese Beobachtungen zumindest am Resektionspräparat nicht bestätigen. Schließlich hat die Verlaufskontrolle hyperplasiogener Polypen in einer zahlreiche Zentren einschließenden Umfrage ergeben, daß sich während einer Beobachtungszeit von 3 Monaten bis zu 4 Jahren nur bei 0,75 % der hyperplasiogenen Polypen ein Magenkarzinom entwikkelt hat, ein Prozentsatz, der nur gering über der für die entsprechende Altersstufe bekannten Karzinomerwartungsrate liegt (Koch u. Viebahn 1983). Die Karzinomentwicklung ist beim Adenom mit 2,9 % –3,4 %, bei der Borderline lesion mit 8,6 % innerhalb eines entsprechenden Beobachtungszeitraums deutlich höher (Koch u. Viebahn 1983; Seiffert 1981).

Der Beweis, daß der hyperplasiogene Polyp auf die Entwicklung eines Magenkarzinoms hindeutet, ist somit nicht erbracht. Im Gegensatz zum Adenom

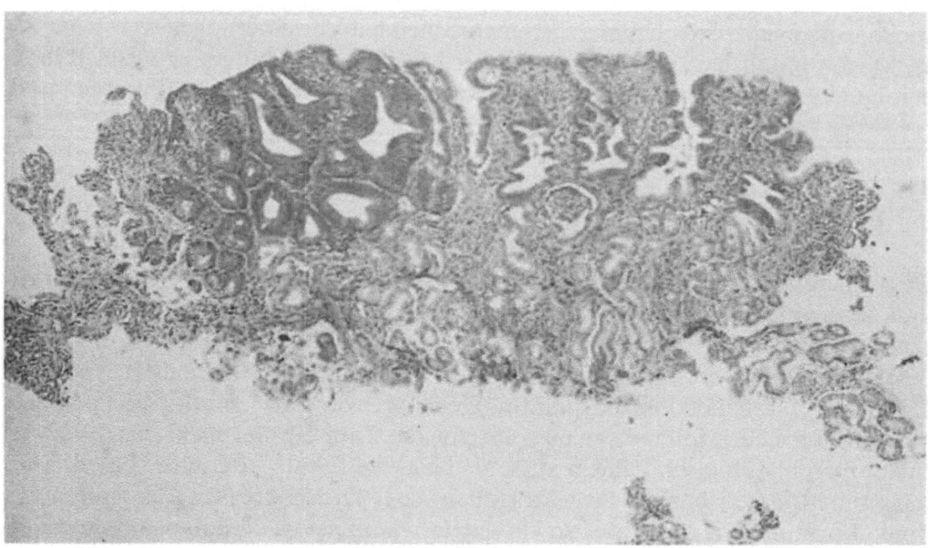

Abb. 7. Histologisches Bild von Drüsenhalsproliferationen mit erheblicher Zellatypie (sog. Borderline lesion)

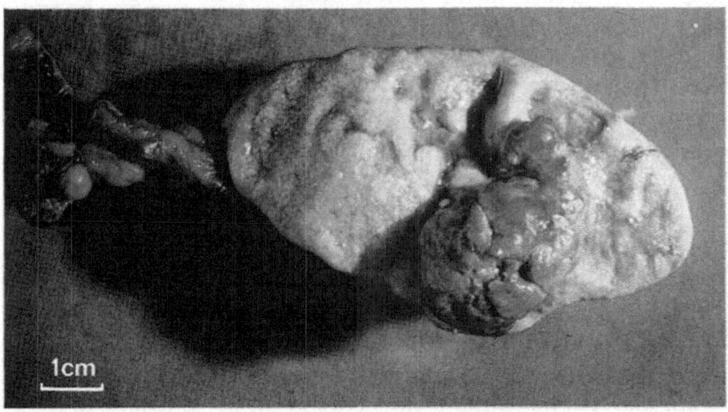

Abb. 8. Resektionspräparat eines großen polypösen Adenoms mit Übergang in ein Frühkarzinom. Patient mit perniziöser Anämie

oder zur Borderline lesion, die auch nach totaler Entfernung Veranlassung zu kurzfristigen Kontrollen geben, ist bei hyperplasiogenen Polypen die Kontrolluntersuchung in 1- bis 2jährlichem Intervall völlig ausreichend. Für eine Kontrolle fokaler Hyperplasien ergibt sich hingegen keine zwingende Indikation.

Zu erwähnen sei in diesem Zusammenhang die eigene Beobachtung, daß sich hyperplasiogene Polypen und Adenome nicht selten im Rahmen einer stärker ausgeprägten atrophischen Korpusgastritis entwickeln, die jedoch nicht obligat ist (Abb. 8).

Von Interesse ist auch die Rezidivhäufigkeit einzelner Magenpolypen, die nach einer Umfrage (Koch u. Viebahn 1983) bei einer Kontrollzeit von bis zu

9 Jahren 30 % beim hyperplasiogenen Polyp, 7,2 % beim Adenom und 25 % bei der Borderline lesion betragen hat. Auch diese Erkenntnisse weisen auf Kontrollverpflichtungen in halbjährlichen Abständen zumindest beim Adenom und bei der Borderline lesion hin.

Diagnostik polypöser Veränderungen

Es ist verständlich, daß nicht winzige Biopsiepartikel, sondern vielmehr der gesamte polypöse Prozeß für eine verläßliche Diagnose zur Verfügung stehen müssen. Das Präparat sollte eine gewisse Tiefe aufweisen, damit eine Invasion atypischer Zellen nachgewiesen bzw. ausgeschlossen werden kann. Somit ist die Zangenbiopsie ungenügend, wenn die Gewebeprobe nicht in einer für die Beurteilung günstigen Relation zur Größe der Schleimhautveränderung steht, da nur oberflächliche Strukturen erfaßt werden und das histologische Bild auch in der gleichen Ebene uneinheitlich sein kann. Die Methode der Wahl ist daher die Schlingenbiopsie mit der Entfernung des gesamten Polypen oder eine Makropartikelbiopsie bei breitbasigen Polypen und bei polypoiden Schleimhautwülsten.

Adenomreste sowie nicht vollständig entfernbare Borderline lesions lassen sich mit dem Laser koagulieren. Unter 771 polypösen Veränderungen betrug der Anteil der Adenome 4,8 %, der der Borderline lesions 1,3 % (Seiffert 1981).

Das sogenannte Frühkarzinom

Das fortgeschrittene Magenkarzinom, sei es die polypöse, die ulzerierende oder die diffus infiltrierende Form, bereitet weder röntgenologisch noch endoskopisch diagnostische Schwierigkeiten. In diesem Stadium, welches meist mit unterschiedlichen Beschwerden einhergeht, liegt die Fünfjahresüberlebenszeit bei unter 10 %. Im Gegensatz dazu hat der Begriff „Frühkarzinom" eine wesentliche prognostische Bedeutung, da die Radikaloperation eines auf Mukosa und Submukosa begrenzten Tumors eine Fünfjahresüberlebenszeit von > 90 % garantiert. Die Zahl der nachgewiesenen Frühkarzinome nimmt mit der Verbreitung endoskopisch-bioptischer Untersuchungen zu. Die von Miller u. Froelincher 1978 durchgeführte europäische Umfrage ergab einen Anteil von 6,3 % an allen Magenkarzinomen. In einer erfolgreich arbeitenden endoskopischen Abteilung sollte der Prozentsatz der nachgewiesenen Frühkarzinome 10 % und mehr betragen, womit noch nicht die Vergleichszahlen japanischer Kliniken bereits Anfang der 70er Jahre erreicht sind. Japanische Autoren haben teilweise über mehr als 40 % Frühkarzinome berichtet (Kawai 1971).

Die Einteilung in die Typen I–III erfolgt nach den Empfehlungen der Japanischen Gesellschaft für gastroenterologische Endoskopie, wobei zu berücksichtigen ist, daß Frühkarzinome eine beachtliche Größe und Flächenausdehnung erreichen können (Abb. 9).

Aufgrund der im europäischen Raum noch immer bevorzugten Indikation, in erster Linie Schmerz und pathologischer Röntgenbefund, besteht v. a. beim ulze-

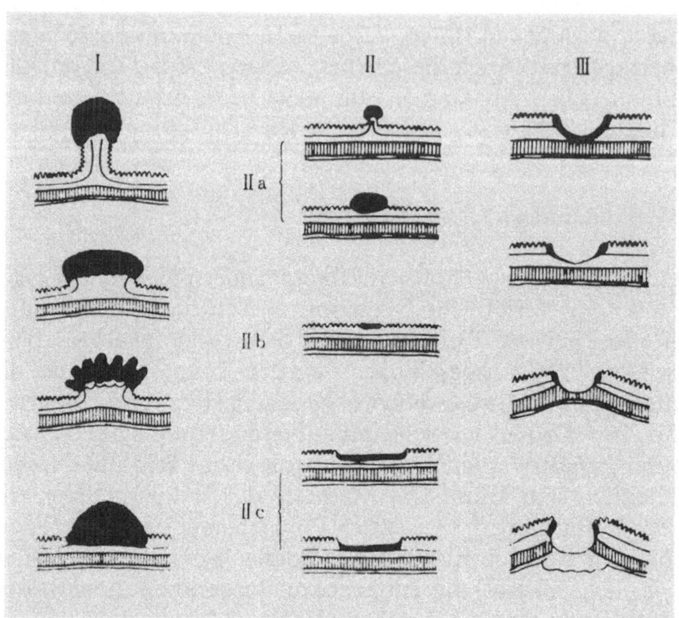

Abb. 9. Schematische Darstellung der einzelnen Formen des Frühkarzinoms nach der Definition der Japanischen Gesellschaft für gastroenterologische Endoskopie von 1962

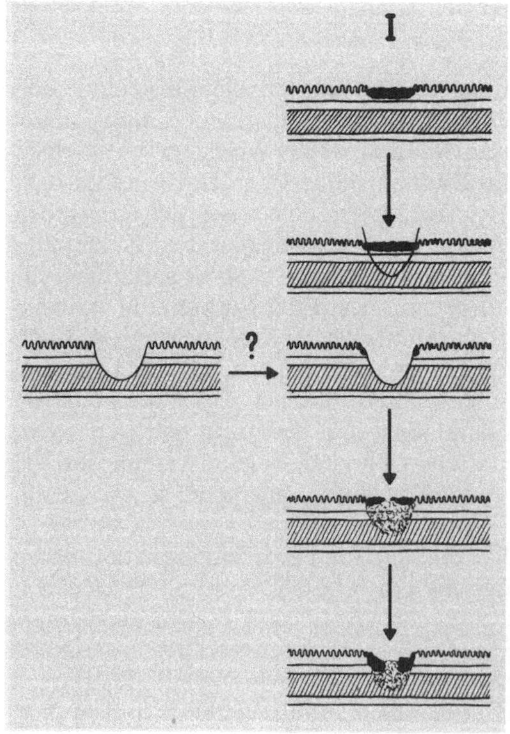

Abb. 10. Schematische Darstellung des Vorgangs der Ulzeration und der Heilung eines Frühkarzinoms vom Typ IIc. (Aus Stadelmann et al. 1973)

rierten Frühkarzinom die Chance einer rechtzeitigen Erkennung. Frühkarzinome ulzerieren relativ häufig. Diese Mischformen aus II und III rufen endoskopisch und röntgenologisch ein typisches Bild mit kolbigem Faltenabbruch in unterschiedlichem Abstand von der Nekrose hervor. Wichtig erscheint der Hinweis, daß diese Ulzera ebenso heilen können, wie jedes andere peptische Ulkus. Die endoskopisch oder röntgenologisch nachgewiesene Heilung ist somit kein Kriterium für die Gutartigkeit eines ulzerösen Prozesses. Der Vorgang kann sich mehrmals wiederholen (Abb. 10). Auch ein eigener Fall bestätigt die Beobachtungen in der Literatur, daß die Resektion eines Tumors noch ein Frühkarzinom ergeben kann, welches bereits mehr als 1 Jahr vorher entdeckt worden war. Die Diagnose eines Frühkarzinoms ist endoskopisch nur zu vermuten. Sie kann am Biopsiepräparat nicht gestellt werden, sondern erfordert eine exakte Bearbeitung des Magenresektats.

Terminologie

Mangels einer einheitlichen Sprache werden in der täglichen Praxis die klinisch tätigen Ärzte nicht selten begrifflich überfordert, wenn eine umschriebene Läsion, sei es ein Ulkus, eine Erosion, ein Polyp, eine polypoide Veränderung oder ein Faltenwulst morphologisch beurteilt werden muß (Abb. 11). Aufgrund des Biopsiepräparats allein kann der Pathologe häufig keine aussagekräftige Diagnose formulieren. So ist es nicht selten schwierig zu entscheiden, ob es sich um eine noch reaktive proliferative Veränderung, z. B. im Randgebiet eines Ulkus oder einer Erosion, handelt, oder ob bereits überwachungsbedürftige Drüsenhalsproliferationen vorliegen. Voraussetzung für jede pathologisch-anatomische Bewertung sind daher exakte klinische Angaben, die auch die Lokalisation des Prozesses einschließen. Es besteht allgemein Einigkeit darüber, daß man zwischen präkanzerösen Konditionen und präkanzerösen Läsionen unterscheidet, wobei diese in erster Linie durch das Adenom und die Drüsenhalsproliferation mit schwerer Atypie, nach Elster die sog. Borderline lesion, repräsentiert werden. Uneinigkeit besteht hinsichtlich des Begriffs Dysplasie, der in die Magendiagnostik eingeführt worden ist, um dem Anliegen der Morphologen zu entsprechen, eine graduelle Bewertung bioptischer Gewebsproben im Hinblick auf sog. Präkanzerosen herbeizuführen. Unter Berücksichtigung des Ausmaßes einer zellulären Atypie wurden überwiegend 3 Grade der Dysplasie vorgeschlagen, wobei die schwere Dysplasie letztlich durch weitergehende Entdifferenzierung definiert ist.

Ungenügende Vorinformation durch den Kliniker, uneinheitliche Nomenklatur, allgemein gehaltene und somit nicht ausreichende Aussagen des Pathologen und schließlich Fehlinterpretationen durch den Kliniker haben zu allgemeiner Unsicherheit und Unverständnis geführt. Auch muß Verwirrung entstehen, wenn zu der Dreiteilung noch eine Fülle anderer Dysplasiebegriffe hinzukommen.

Folgen sind v. a. unnötige Kontrollverpflichtungen oder therapeutisches Fehlverhalten einerseits und – seltener – ungenügende Würdigung präkanzeröser

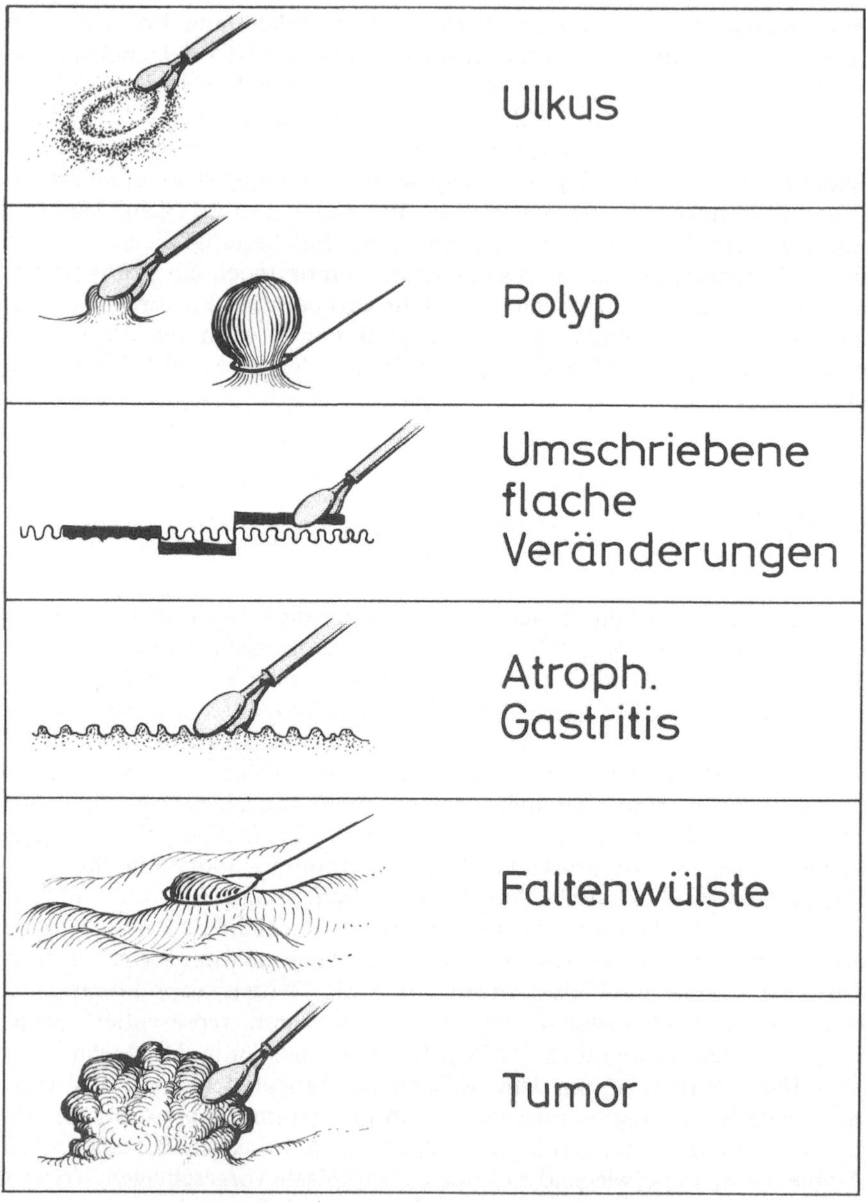

Abb. 11. Endoskopische Magenbiopsie: Fragestellung an den Pathologen bei unterschiedlichen Schleimhautveränderungen

Veränderungen andererseits. Der Kliniker muß schließlich weiter verunsichert werden, wenn eine 2- oder 4-Teilung getroffen wird und der eine unter Dysplasie III das versteht, wofür der andere den Begriff Dysplasie IV reserviert hat.

Mißachtet man häufig schon die Lokalisation, so wird vielfach auch nicht die Frage nach der Reversibilität eines erhobenen Befundes beantwortet. Dysplasie

I und II, welche im Ulkus- und Erosionsbereich sehr häufig gefunden werden, sind hier als reaktiv und somit als harmlos einzustufen. Der Kliniker schließt sich daher der Empfehlung einzelner Pathologen an, die Begriffe Dysplasie I und II zu meiden und bei den Begriffen Dysplasie III und IV unter Berücksichtigung des lokalen Befunds eine verständliche Aussage hinsichtlich der Dignität, der therapeutischen Konsequenz und der Überwachungsbedürftigkeit zu geben. Es wird ferner angeregt, den Dysplasiebegriff in Verbindung mit dem Magenulkus oder der atrophischen Gastritis zu meiden und im Fall polypöser Veränderungen durchaus die allgemein üblichen Begriffe Adenom und Drüsenhalsproliferation mit erheblicher Zellatypie (Borderline lesion) anzuwenden (vgl. folgende Übersicht).

Vorschlag zur Bewertung des Dysplasiebegriffs

I } II }	Harmlos (z. B. Ulkus- und Erosionsbereich)
III	Unsicherer Befund
IV	Präkanzeröse Läsion – Adenom – Borderline lesion

Schlußfolgerungen

Die präkanzeröse Kondition bedarf einer regelmäßigen Überwachung, die präkanzeröse Läsion ist zu entfernen, was zum großen Teil auf endoskopischem Weg möglich ist. Der unklare Befund, sei er als Dysplasie III bezeichnet oder mit entsprechender Würdigung beschrieben, ist kurzfristigen Kontrollen zu unterziehen (Abb. 12).

Es bleibt die Frage, wie die Möglichkeiten der Früherkennung verbessert werden können: Screeningtests und Reihenuntersuchungen haben nicht den gewünschten Erfolg gebracht. Die besten Resultate zeigen wiederholte und gezielte

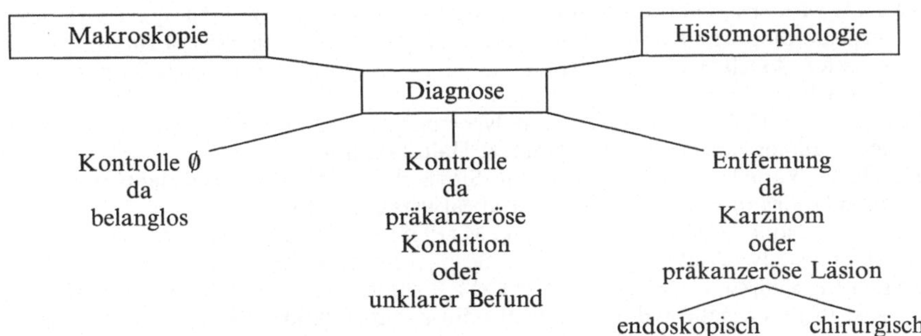

Abb. 12. Strategie bei unterschiedlichen morphologischen Befunden der Magenschleimhaut

endoskopisch-bioptische Untersuchungen, v. a. beim Magenulkus, da hier der Arzt wegen Beschwerden frühzeitig aufgesucht wird, ferner die Untersuchung bis heute bekannter Risikogruppen. Dafür ist die Erziehung und Mitarbeit der Patienten unter Berücksichtigung familiärer Belastungen von Bedeutung.

Literatur

Bötticher R, Bünte H, Hermanek P, Rösch W (1975) Magenpolypen, Prognose und Therapie. Dtsch Med Wochenschr 100:167–170

Chusid EL, Hirsch RL, Clocher H (1964) Spectrum of hypertrophic gastropathy. Arch Intern Med 114:621

Elster K (1974) A new approach to the classification of gastric polyps. Endoscopy 6:44

Elster K, Thomasko A (1978) Klinische Wertung der histologischen Typen des Magenfrühkarzinoms – Eine Analyse von 300 Fällen. Leber Magen Darm 8:319

Heinkel K, Henning N, Elster K (1962) Gastritis: Morphologischer Befund oder Krankheit? In: Henning N (Hrsg) Praktische Ergebnisse klinischer Forschung. Schattauer, Stuttgart

Ihamäki T, Varis K, Siurala M (1979) Morphological, functional and immunological state of the gastric mucosa in gastric carcinoma families: Comparison with a random family sample. Scand J Gastroenterol 14:801

Kawai K (1971) Diagnosis of early gastric cancer. Endoscopy 1:23

Kemmerer G, Hermanek P, Nögel P, Achatzy R (1973) Diagnostische und therapeutische Probleme bei Morbus Ménétrier. Münch Med Wochenschr 115:1524–1529

Koch H, Viebahn B (1983) The significance of polypectomy in the stomach. Endoscopy 15:144–147

Miller G, Froelincher P (1978) The erarly gastric cancer in Europe 1974–1977. Book of abstracts. IV World Congress of Dig. Endoscopy, Madrid 1978, p 75

Ming S-C (1977) The classification and significance of gastric polyps. In: The gastrointestinal tract. International Academy of Pathology, Monograph No 18. Williams & Wilkins, Baltimore

Morson BC (1962) Some pecularities in the histology of intestinal polyps. Dis Colon Rectum 5:337

Morson BC, Dawson IMPD (1979) Gastrointestinal pathology, 2nd edn. Blackwell, Oxford London Edinburgh Melbourne

Papachristou DN, Agnanti N, Fortner JG (1980) Gastric carcinoma after treatment of ulcer. Am J Surg 139:193

Rösch W (1979) Endoskopische Behandlung von Präkanzerosen und dem Frühkarzinom des Magens. In: Demling L, Rösch W (Hrsg) Operative Endoskopie 1979, Acron, Berlin, S 231

Rösch W, Elster K (1977) Gastrointestinale Präkanzerosen. In: Gheorghiu T (Hrsg) Das gastroenterologische Kompendium. Witzstrock, Baden-Baden Brüssel New York

Sanders RJ, Axtell HK (1964) Carcinoids of the gastrointestinal tract. Surg Gynecol Obstet 199:369

Seifert E (1981) Gastric an duodenal polypectomy. In: Bennett JR (ed) Therapeutic endoscopy and radiology of the gut. Chapman & Hall, London

Siurala M, Varis K (1980) Gastritis. In: Sircus W, Smith AN, Heinemann W (eds) Scientific foundations of gastroenterology. Medical Press, London

Siurala M, Jsokowski M, Varis K, Kekki M (1968) Prevalence of gastritis in a rural population, bioptic study of subjects at random. Scand J Gastroenterol 3:211

Siurala M, Villako K, Ihamäki T, Kekki M, Lehtola J, Sipponen P, Varis K (1977) Atrophic gastritis: Its genetic and dynamic behavior and its relations to gastric carcinoma and pernicious anemia. In: Farber E et al. (eds) Pathophysiology of carcinogenesis in digestive organs. Univ. of Tokyo Press, Tokyo/Univ. Park Press, Baltimore, p 135

Stadelmann O (1974) Schleimhauthyperplasie des Magens. In: Demling L (Hrsg) Verdauungsorgane, 2. Teil, Magen. Thieme, Stuttgart (Handbuch der inneren Medizin, Bd 3, S 593–638)
Stadelmann O (1977) Die Endoskopie des operierten Magens. Langenbecks Arch Chir 345:307
Stadelmann O (1981) Gastritis: Erscheinungsformen und klinische Wertigkeit. In: Domschke W, Wormsley KG (Hrsg) Magen und Magenkrankheiten. Thieme, Stuttgart New York
Stadelmann O, Elster K, Miederer SE, Kaip E (1973) Gastritis und peptisches Geschwür. In: Demling L, Moser K, Rösch W (Hrsg) Das peptische Ulkus, Pathophysiologie, Diagnose, Therapie – Intern. Symp. über das peptische Ulkus, Wien, Februar 1973. Schattauer, Stuttgart
Strickland RG, Mackay IR (1973) A reappraisal of the nature and significance of chronic atrophic gastritis. Dig Dis 18:426
Varis K, Ihamäki T, Härkönen M, Samlof IM, Siurala M (1979) Gastric morphology, function and immunology in first-degree relatives of probands with pernicious anemia and controls. Scand J Gastroenterol 14:129

Röntgendiagnostik beim Magentumor

E. Bücheler

Die Radiologie kann bei optimierter Untersuchungstechnik Beiträge zur Diagnostik von Magentumoren liefern. Das erfordert eine individuelle Ausrichtung unserer Untersuchungsmethodik in Abhängigkeit von der klinischen Fragestellung.

Mit den zur Verfügung stehenden Techniken wie Prallfüllung, Reliefdarstellung mit und ohne dosierte Kompression sowie Doppelkontrastdarstellung können unterschiedliche Aussagen gemacht werden. Funktionelle Störungen und infiltrative Veränderungen werden durch die Prallfüllung nachgewiesen, erhabene intraluminale Läsionen vorwiegend durch die Schleimhauttechnik. Diese herkömmliche Untersuchungstechnik erscheint jedoch gegenüber der Gastroskopie nicht mehr konkurrenzfähig. Nach Perfektionierung der Doppelkontrasttechnik haben wir ein Verfahren, welches die Resultate der Gastroskopie erreichen kann. Mit der Doppelkontrastuntersuchung erhält man eine vollständige und übersichtliche Darstellung des Magenbinnenreliefs. Aufnahmen in verschiedenen Positionen und bei unterschiedlichen Füllungsgraden gestatten Aussagen über Tiefen- und Flächenausdehnung einer Veränderung, wobei nach Treichel (1982) die Grenzen bei einer Tiefenausdehnung von 0,15 und einem Durchmesser von 0,2 mm liegen.

Magenfrühkarzinom

Unter dem Magenfrühkarzinom verstehen wir die oberflächlich wachsende, die Muscularis propria nicht infiltrierende Neoplasie, wobei die Flächenausdehnung keine wesentliche Rolle spielt. Auch für die Radiologie ist die Einteilung der Japanischen Gesellschaft für Endoskopie in einen vorgewölbten, flachen oder exkavierten Typ praktikabel.

Beim Typ 1 findet man eine polypoide Vorwölbung mit einem oberflächlich gelegenen Karzinom, wobei radiologisch gewöhnlich nur die Diagnose der polypoiden Veränderung gestellt werden kann. Beim Typ 2a beobachtet man eine flache Vorwölbung von unregelmäßiger Oberfläche und scharfer Begrenzung. Der Typ 2b ist wegen seiner in Schleimhauthöhe liegenden Veränderung sehr schwer zu diagnostizieren. Der Typ 2c charakterisiert sich im Doppelkontrast durch einen flachen Defekt mit einer allerdings oft sehr großen Ausdehnung (Abb. 1). Bei unregelmäßig höckriger Oberfläche setzen sich die Ränder stufenartig gegenüber der gesunden Schleimhaut ab. Häufig findet man eine Konvergenz

E. Bücheler

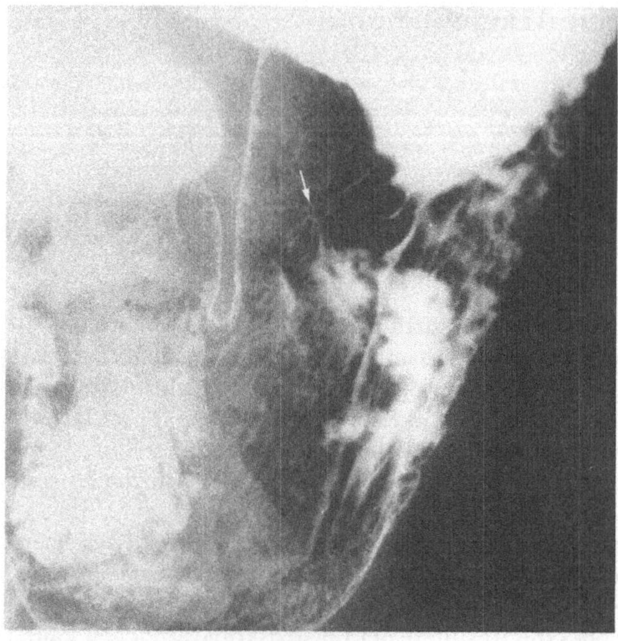

Abb. 1. Magenfrühkarzinom Typ 2c im mittleren Korpus (*Pfeil*)

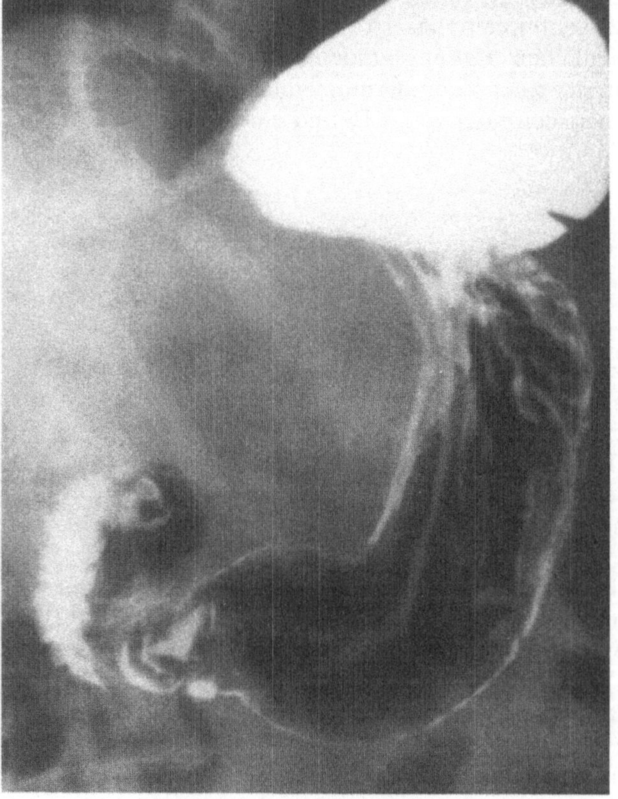

Abb. 2. Magenfrühkarzinom Typ 2c/3 an der großen Kurvatur im Antrum

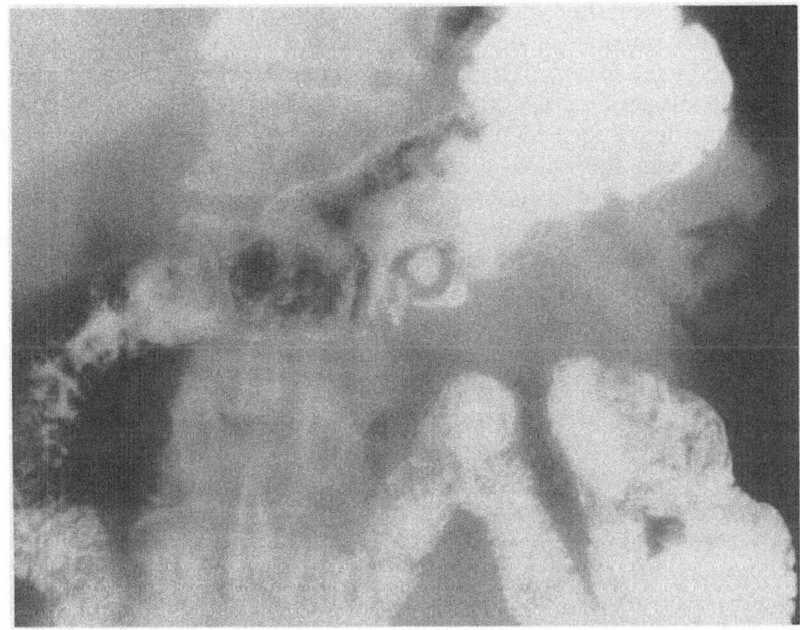

Abb. 3. Ulzerierendes Magenkarzinom an der großen Kurvatur

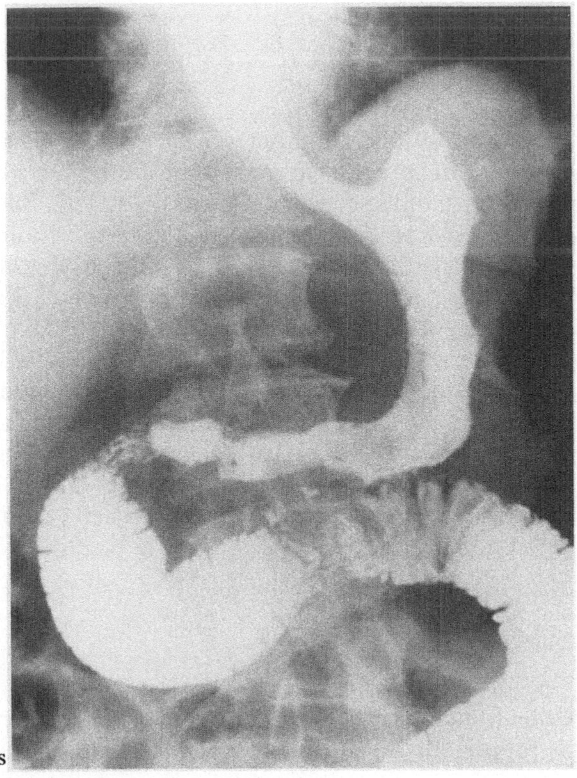

Abb. 4. Magenzirrhus

der Schleimhautfalten, die jedoch Destruktionen, Defekte und Vergrößerungen aufweisen können. Auf der Profilaufnahme zeigt sich oft nur eine Wandstarre und eine flache Deformität. Der Typ 3 kennzeichnet sich durch tiefere Nischen und eine ausgeprägtere Wandstarre als der Typ 2c (Abb. 2).

Unter den verschiedenen Formen der Frühkarzinome kommt Typ 2c am häufigsten vor. Kombinationsformen, z.B. 2a und c oder 2c und 3 sind keine Seltenheit. Nur gelegentlich findet man die Typen 2b oder 3.

Zur Differentialdiagnose des Typs 2c stehen v.a. Ulzera mit narbigen Veränderungen. Diese zeigen jedoch gewöhnlich keine Faltenabbrüche und einen glatten Übergang in die gesunde Schleimhaut (Abb. 3).

Als fortgeschrittene Karzinome werden die in der Muscularis propria und darüber hinaus infiltrierende Malignome bezeichnet. Sie werden am zweckmäßigsten nach der Einteilung von Borrmann klassifiziert. Der sehr seltene Typ 1 zeigt radiologisch polypöse Veränderungen. Beim Typ 2 beobachtet man eine tiefe zentrale Ulzeration mit steilen Rändern und relativ scharfer Abgrenzung gegenüber der Umgebung. Beim Typ 3 treten diffuse Infiltrationen hinzu. Der Typ 4 entspricht dem szirrhös wachsenden Tumor (Abb. 4).

Radiologisch sind die fortgeschrittenen Karzinome gewöhnlich eindeutig zu diagnostizieren. Ulzerationen, polypoide Vorwölbungen und Infiltrationen mit Wandstarren lassen an der Diagnose auch kleinerer Tumoren gewöhnlich keinen Zweifel.

Polypen

Benigne epitheliale Tumoren werden als Polypen bezeichnet. Radiologisch ist der hyperplastische von dem gewöhnlich einzeln auftretenden adenomatösen Polypen nicht zu unterscheiden. Das radiologische Bild ist unterschiedlich in Abhängigkeit von Lokalisation und Aufnahmeposition. Manche Polypen erscheinen v.a. bei dosierter Kompression als Aussparung, andere als kontrastbeschlagene Vorwölbungen, v.a. im Doppelkontrast. Polypen ab 2–3 mm Größe können besonders gut an der Hinterwand des Magens diagnostiziert werden, wogegen an der Vorderwand erst größere Veränderungen faßbar sind (Abb. 5).

Von radiologischer Seite ist der direkte Malignitätsnachweis praktisch ausgeschlossen. Vielmehr müssen wir uns mit indirekten Zeichen begnügen. Mit zunehmender Größe sowie bei deutlichen höckrigen Veränderungen nimmt die Wahrscheinlichkeit der Malignität zu. Ab einer Größe von 1 cm Durchmesser soll die Entfernung der Polypen angestrebt werden (Yamada u. Ichikawa 1974).

Submuköse Tumoren

Unter radiologischen Aspekten werden die von der Submukosa und der Muscularis propria ausgehenden Tumoren als submuköse Neoplasien zusammengefaßt.

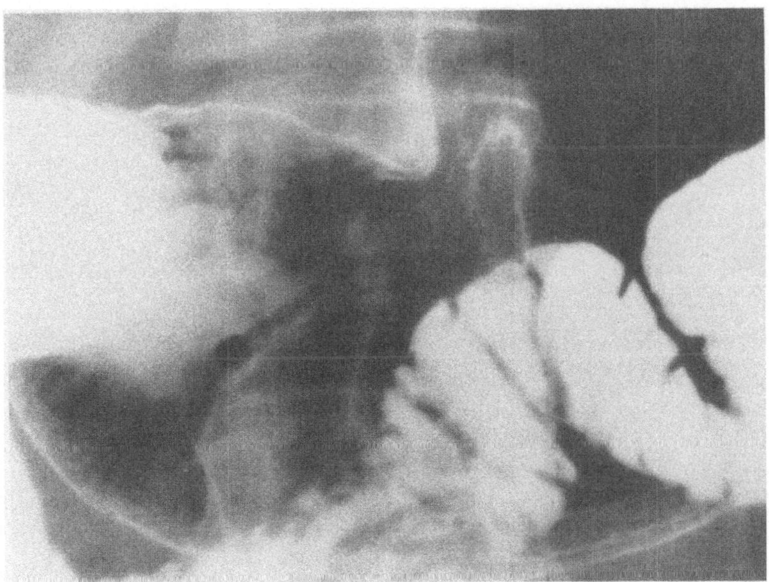

Abb. 5. Gestielter Magenpolyp

Zahlenmäßig im Vordergrund stehen die myogenen und neurogenen Tumoren und dementsprechend ihre maligne Entartungsmöglichkeit (Abb. 6a, b). Die Differentialdiagnose ist jedoch sehr schwierig. Die submukösen Tumoren wölben die Schleimhaut vor, die selbst jedoch intakt bleibt. Die Falten erscheinen infolge ihrer Spannung abgeflacht und ausgezogen. Sehr häufig beobachtet man im Zentrum eine Ulzeration. Manche Tumoren können auch nach außen vorwachsen. An der Basis findet man einen nicht scharf abgegrenzten Übergang zur Umgebung. Verkalkungen kommen vor. Die Ausdehnung der Tumoren wird radiologisch sicherer als mit der Endoskopie erfaßt (Treichel 1982).

Die nicht seltenen malignen Lymphome des Magens treten solitär, tumorös oder in diffus-infiltrativ wachsender Form auf. Die isolierte Form weist oft Ulzerationen auf, ist radiologisch jedoch kaum von anderen submukösen Tumoren zu unterscheiden. Bei diffus wachsenden Formen zeigen sich radiologisch unterschiedlich ausgedehnte Vorwölbungen von verschieden scharfer Begrenzung und mit flachen Ulzerationen. Gegenüber den Karzinomen erscheint die Wandstarre nicht so ausgeprägt. Auch diffuse, große Magenanteile betreffende Faltenvergrößerungen kommen vor. Sehr selten finden sich im Magen auch Metastasen, eosinophile Granulome, reaktive lymphatische Hyperplasien und heterotopes Pankreasgewebe, die tumorähnliche Aspekte aufweisen (Abb. 7).

Die Computertomographie leistet zur lokalen Diagnostik von Magentumoren praktisch keine wesentlichen Beiträge. Ihr Wert liegt im Nachweis von Lymphknotenmetastasen in der Region des Truncus coeliacus, des Mediastinums sowie v. a. auch in der Leber (Abb. 8).

Wie ist nun der Stellenwert der radiologischen Diagnostik zum Nachweis von Magentumoren heute zu sehen? Nach wie vor ist die Röntgenuntersuchung eine

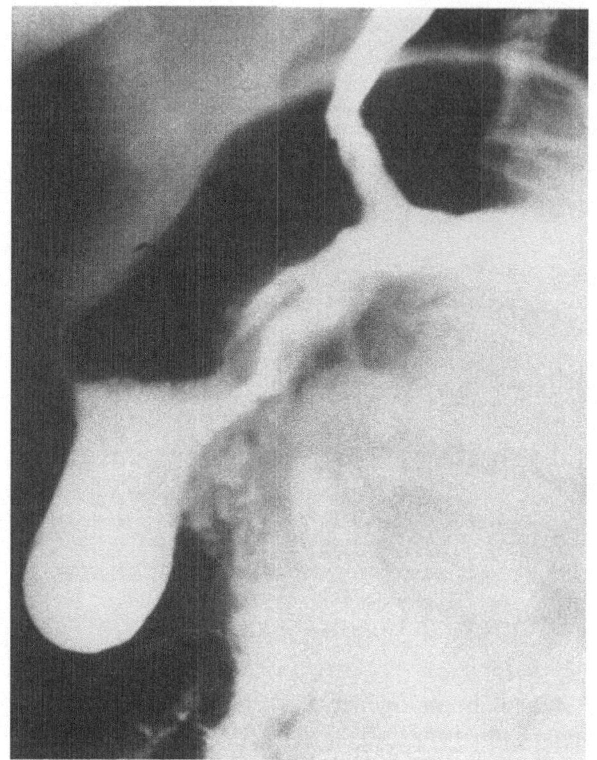

a

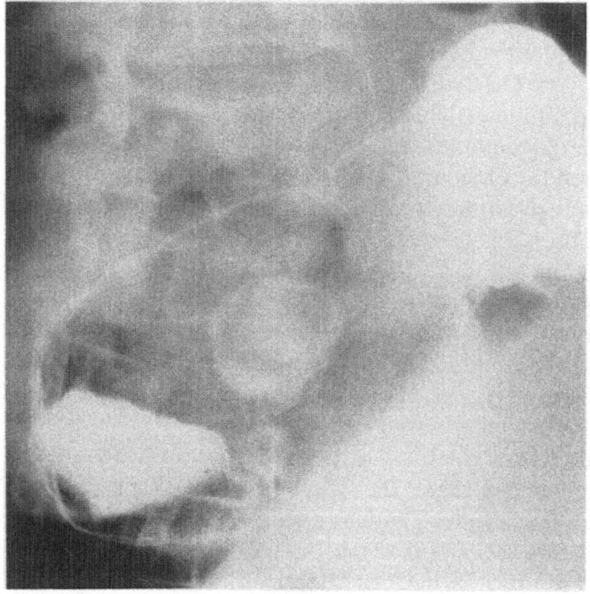

b

Abb. 6a, b. Neurinom des Magens

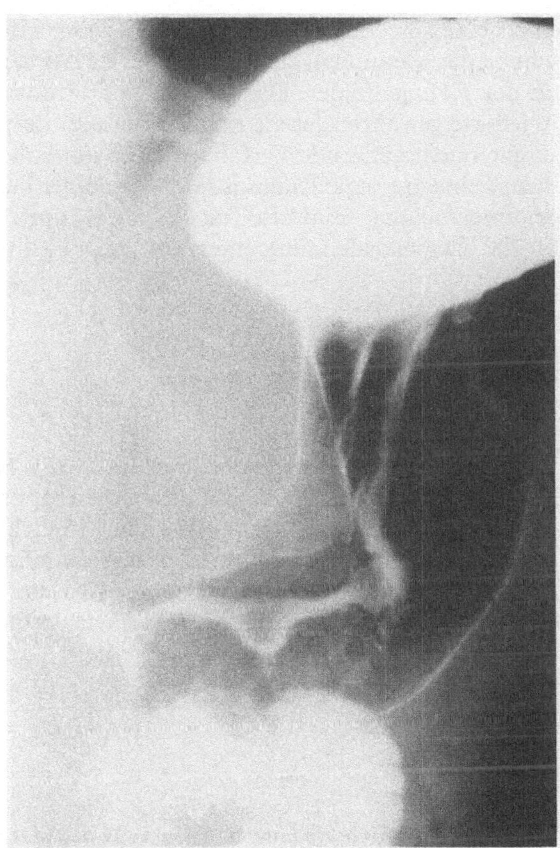

Abb. 7. Lymphom des Magens im Angulusbereich

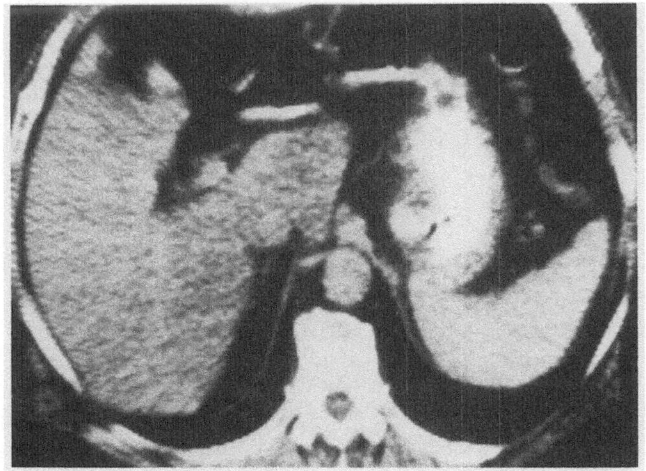

Abb. 8. Computertomographie bei Kardiakarzinom. Lymphknotenmetastase vor der Aorta

entscheidende Untersuchungsmethode. Garanten des Erfolgs sind die Beherrschung der Methoden, die Kenntnisse der Aussagemöglichkeiten sowie die Qualität der Röntgenbilder. Das Wissen um pathomorphologische Befunde und um Artefakte gewährleistet die richtige Befundinterpretation. Radiologie und Endoskopie sind ergänzende Verfahren. Eine sinnvolle Kombination beider Methoden sichert eine optimale Diagnostik. Als weniger belastende Methode gibt die Röntgenuntersuchung Hinweise für die endoskopische Gewebsentnahme und ferner für die Tiefenausdehnung einer malignen Läsion.

Zusammenfassung

Die Magen-Darm-Diagnostik, die durch die Endoskopie in den Hintergrund gedrängt zu werden drohte, hat durch die Doppelkontrastmethode eine wesentliche Verbesserung ihrer diagnostischen Möglichkeiten erfahren. Kleinere Läsionen können frühzeitiger als mit den herkömmlichen Methoden entdeckt werden. Mit der Computertomographie ist eine Erweiterung unserer diagnostischen Aussagen hinsichtlich der regionären Metastasierung möglich.

Literatur

Treichel J (1982) Doppelkontrastuntersuchung des Magens. Thieme, Stuttgart New York
Yamada T, Ichikawa H (1974) X-ray diagnosis of elevated lesions of the stomach. Radiology 110:79

Chirurgische Therapie des Magenkarzinoms

B. Kremer und H. W. Schreiber

Allgemeines

„Der Krebs zieht sich durch das Leben des Chirurgen wie ein roter Faden." – So Nussbaum 1875 (von Esmarch 1877; Wölffler 1896). „Dies gilt besonders für den Krebs des Magens." – So Gütgemann, zeitlos gültig, 100 Jahre später (Gütgemann u. Schreiber 1964).

Der Magenkrebs hat eine weltweit fallende Tendenz. Die Quoten der Hospitalisierung bewegen sich bei uns seit 20 Jahren gleichbleibend zwischen 1,5 und 2% in Relation zum gesamten Krankengut.

Der Magenkrebs ist unverändert eine Krankheit des 6.–8. Lebensjahrzehnts unter Bevorzugung des männlichen Geschlechts. Ätiologisch angenommen werden exogene Noxen, hereditäre und erworbene Dispositionen.

Über die Ursachen des Rückgangs gibt es z. Z. nur Vermutungen – veränderte Ernährungsformen, z. B. weniger Aufnahme von Nitriden, sekundären Aminen, Nikotin; vermehrte Zufuhr von Askorbinsäure u. a. Sie sind z. Z. weder therapeutisch noch prophylaktisch umsetzbar (Schreiber 1966; 1978).

Der Krebs des Magens ist primär eine umschriebene Krankheit der Schleimhaut. Er dehnt sich mit unterschiedlichem Tempo in der Zeit aus; er zerstört und ersetzt die Schichten der Wand; er bildet örtliche und ferne Tochtergeschwülste. Unbehandelt führt er ca. 5–30 Monate nach Diagnosestellung zum Tode (Gütgemann u. Schreiber 1964; Remine et al. 1964; Remine u. Priestley 1966).

Wird die Geschwulst in der Phase umschriebener Ausdehnung radikal entfernt, ist der Kranke geheilt.

Spezielles

Es gibt zwei chirurgisch und prognostisch relevante Grundformen:

1) das Frühkarzinom und
2) den fortgeschrittenen oder den Makrokrebs (Abb. 1).

Das Frühkarzinom wurde erstmals 1908 von dem Pathologen Versé in Breslau verbindlich definiert (Berg 1936; Bertrand 1937; Konietzny 1940; Mallory 1940; Prévôt 1948; Rössle 1944; Stout 1942; Versé 1908).

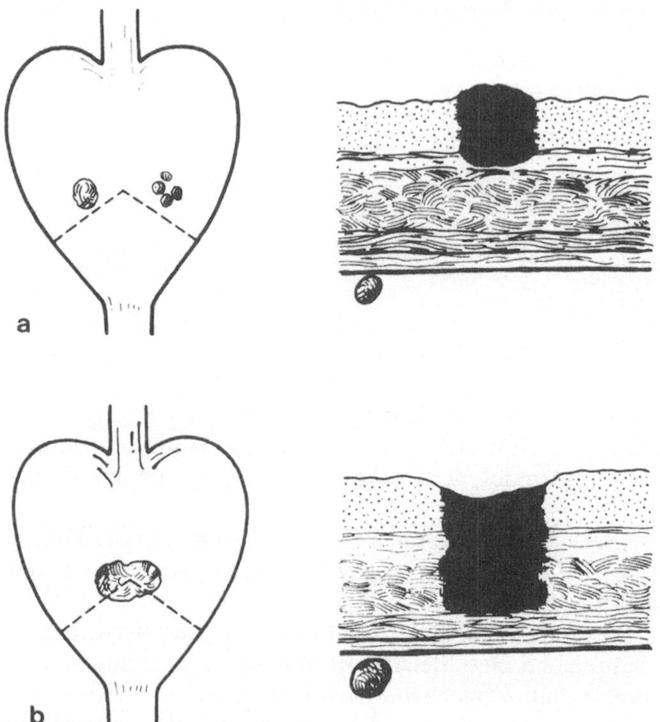

Abb. 1 a, b. Formen des Magenkarzinoms. **a** Magenfrühkarzinom, **b** Makrokarzinom

Synonyma für den Begriff „Frühkarzinom" sind:

- „Schleimhautkarzinom" – Berg (1931),
- „oberflächliches Karzinom" – Ewing (1936),
- „oberflächlicher Schleimhautkrebs" – Konjetzny (1940),
- „Frühkrebs" – Bertrand (1937),
- „nichtinfiltratives Magenkarzinom" – Mallorny (1940),
- „super speeding carcinoma" – Stout (1942),
- „junger Krebs" – Rössle (1944).

Zur Zeit sind etwa 6–12% der Magenkrebse bei uns Frühkarzinome. Diese Quote ist im Anstieg begriffen. Bei jedem 10. Kranken beginnt der Tumor multizentrisch. Unabhängig von der Ausdehnung an der Oberfläche beschränkt er sich auf die Ebene von Mukosa und Submukosa. Häufigste Lokalisation ist das Antrum; es folgen Korpus, Fundus und kombinierte Formen. Etwa bei jedem 6. oder 7. Kranken sind die regionären Lymphknoten infiltriert (Grundmann et al. 1974; Peiper u. Castrup 1982; Rehner et al. 1974; Schlag et al. 1981).

Die Diagnose kann nur histologisch – am Querschnitt der ganzen Magenwand – gestellt werden; dies setzt obligat die Resektion voraus. Endoskopisch und röntgenologisch kann die Diagnose nur vermutet werden (Grundmann et al. 1974; Hermanek 1982; Peiper u. Castrup 1982).

Das Frühkarzinom hat 2 Grundformen: Es wächst polypös oder ulzerierend. Die Klassifizierung im Detail mag mehr den Endoskopiker angehen; allein den Ursachen bioptisch möglicher Fehldiagnosen kommt allgemeines Interesse zu.

Hier gibt es 2 Gefahren: 1. methodische und 2. biologische. Oberflächliche und tiefe Zangen- sowie Saugbiopsien können beim Krebs der Submukosa unzureichend sein. Das Frühkarzinom kann peptisch angedaut und der Ulkusgrund reepithelialisiert werden. Dabei kann die Biopsie „vorbeisehen".

Das Makrokarzinom ist zum Zeitpunkt der Diagnose bei jedem zweiten Kranken fortgeschritten, die Tunica muscularis ist infiltriert und die Serosa oft erreicht. Beim intestinalen Typ sind die regionären Lymphknoten in über 50%, bei der diffusen Form in über 60% der Betroffenen infiltriert. Bei etwa 2–3% der Kranken sind die prälienalen Lymphknoten befallen, bei solchen mit Kardiakarzinom in ca. 10%; ebenso häufig sind infiltrierte Lymphknoten der Leberpforte; bei 10% gibt es Metastasen im großen Netz und ähnlich häufig in der Excavatio rectouterina (Douglas-Raum) oder der Excavatio rectovesicalis.

Beim Makrokrebs gibt es 4 Formen – Borrmann u. Mikulicz (1901), Konjetzny (1937): den polypösen Typ, den Ulkustyp mit scharfem Randwall, den flachgeschwürigen und den diffus infiltrierenden Krebs (Konjetzny 1940; Amgwerd u. Hammer 1972).

Die Prägung hat prognostische Bedeutung. Die Aggressivität des Tumors projiziert sich in der Makrostruktur. Ob dies auch für die zelluläre peritumorale Stromareaktion gilt, muß weiter erforscht werden.

Typ I und II gehören zum intestinalen Karzinom. Sie sind in situ gut abgrenzbar und haben – unabhängig von der Größe des Tumors – die bessere Prognose. Die beiden anderen Formen sind vom diffusen Zelltyp mit selektiv hohen Mitoseraten. Die Tumorgrenzen sind unscharf. Die Prognose ist ungünstig.

Zur radikalen kurativen Therapie steht bislang ausschließlich die operative Ausrottung zur Verfügung. Indikationen und Methodenwahl orientieren sich an den Ergebnissen. Über der Bilanz des Makrokarzinoms steht folgende leidige These: „Die Mehrzahl der Magenkarzinome ist zum Zeitpunkt der Diagnose keine Lokalerkrankung mehr, sondern systemisch ausgedehnt. Der radikalen Therapie sind also Grenzen vorgegeben".

Wichtiger als viele Einzeldaten ist die Tendenz langfristiger Bewegungen. Wir halten uns deshalb an die kleinere Zahl und gewinnen den Vorzug besserer Detailkenntnis und den der zeitlichen Vergleichbarkeit. Unsere Übersicht stammt aus dem Krankengut der Chirurgischen Universitätskliniken Bonn und Hamburg sowie aus dem Marienkrankenhaus Hamburg; sie umfaßt die Zeitspanne ab 1896 und endet unter Berücksichtigung der Fünfjahresleistungsquoten 1978 (Schreiber et al. 1978).

Die Operabilitätsquoten steigen von 81 auf 90%, die Resektionsquoten von 28 auf 54%. Beide Endziffern können in gleicher Höhe bis einschließlich 1982 verlängert werden.

Das Operationsrisiko zeigt – trotz Ausweitung der Eingriffe – fallende Tendenz. Bei der unteren Resektion ist dies am deutlichsten, weniger bei der Gastrektomie, noch weniger bei der oberen Resektion. Seit 1972 ist das Risiko der Gastrektomie unter 20%, seit 1976 unter 10% gefallen. Zeitstrecken mit solchen Ergebnissen sind auch aus früheren Perioden abgreifbar.

Bei den absoluten Fünfjahresüberlebensraten gibt es einen beachtlichen Anstieg von 2 auf 11%. Gastrektomie und proximale Resektion sind dabei nur mit knapp 2% enthalten. Beim einzelnen Kranken haben sie eine durchaus faßbare, aber insgesamt keine durchschlagende Änderung erreichen können. Lymphknotenmetastasen mindern die Ergebnisse – in Abhängigkeit vom histologischen Typ – um durchschnittlich 50%.

Bei den relativen Fünfjahresheilungsresultaten, den eigentlichen chirurgischen Leistungsziffern, gibt es einen Anstieg von 7 auf 32%; d. h. aktuell: ein 5. postoperatives Jahr erreichen symptomfrei: jeder 3. Patient mit distaler Resektion, jeder 5. mit Gastrektomie und jeder 15. mit Kardiaresektion. Hier scheint seit etwa 1962 ein konstantes Niveau erreicht.

Die Ergebnisse der Rehabilitation sind gut. Bei einer genau erfaßten Gruppe waren: ca. 30% wieder im alten Beruf tätig, weitere 30% in leichterer Arbeit, 25% wegen des operierten Magens und eine kleinerer Teil wegen anderer Leiden invalidisiert. Dabei ist zu berücksichtigen, daß präoperativ bereits 25% der Operierten invalidisiert und 12% über 65 Jahre alt waren.

Die Bilanz lautet also: Beim fortgeschrittenen Karzinom wurde häufiger operiert und reseziert. Das Risiko wurde trotz größerer Ausdehnung der Eingriffe bei der unteren Resektion deutlich, bei den anderen nur mäßig gesenkt. Bei den absoluten und relativen Fünfjahresheilungsquoten wurde vornehmlich in der Zeitspanne von 1948–1962 eine deutliche Steigerung erreicht. Dies ist ausschließlich ein Erfolg der Systematisierung der operativen Taktik. Gütgemann und seine Schule haben diese Entwicklung entscheidend mitgeprägt (Gütgemann u. Schreiber 1964). Etwa seit 1962 sind die absoluten und relativen Quoten kaum noch gesteigert worden. Taktik und Technik scheinen also für die derzeitige Situation des Magenkarzinoms ausgeschöpft. Die Ursache des Dilemmas ist klar: Sie ist nicht etwa das absolute Nichtmehrweiterkönnen chirurgischer Therapie, sondern sehr viel mehr die „Zweitkrankheit des Tumors", nämlich die zu späte Diagnose.

Beim Frühkarzinom liegen die Verhältnisse sehr viel günstiger. Hier werden Fünfjahresheilungsraten bis zu 90% erreicht. Diese guten Ergebnisse werden sowohl mit der Gastrektomie als auch mit der Resektion erzielt (Bunte 1982; Peiper u. Castrup 1982; Yamada et al. 1974). Die Risikoquoten sind gering! Sie bewegen sich zwischen 0 und 5%.

Die Erfahrungen mit dem Frühkarzinom haben gezeigt, daß die Prognose wesentlich abhängig ist: 1. von der Infiltration in die Tiefe der Magenwand und 2. von Zahl und Lokalisation metastatisch durchsetzter Lymphknoten (Yamada et al. 1974; Peiper u. Castrup 1982; Schlag et al. 1981).

Allgemeines zur Verfahrenswahl

Beim Makrokarzinom kann man also nur bei der kleineren Zahl (um 11%) wirkliche Radikalität erreichen (Pichlmayr et al. 1977; Kümmerle 1981; Allgöwer u. Neff 1982; Peiper u. Castrup 1982). Die Methodenwahl muß sich daran orientieren; hier gibt es zwei Erkenntnisbarrieren:

1) Es gibt keine kalkulierbare Individualprognose, sondern nur eine Gruppenbeschreibung von Merkmalen. Das Überraschende begegnet uns noch zu oft.

2) Um radikal kurativ zu wirken, müßte auch der nach retroperitoneal laufende Lymphabstrom blockiert werden. Dies ist nur möglich durch radikuläres Absetzen des Truncus coeliacus und der ihn begleitenden Lymphwege unter Mitnahme des gesamten Magenorgans, der Milz und der Bauchspeicheldrüse. Ein solches radikales Vorgehen ist bei systemischer Ausbreitung unrealistisch und beim umschriebenen oder Frühkarzinom zu risikoreich (Abb. 2).

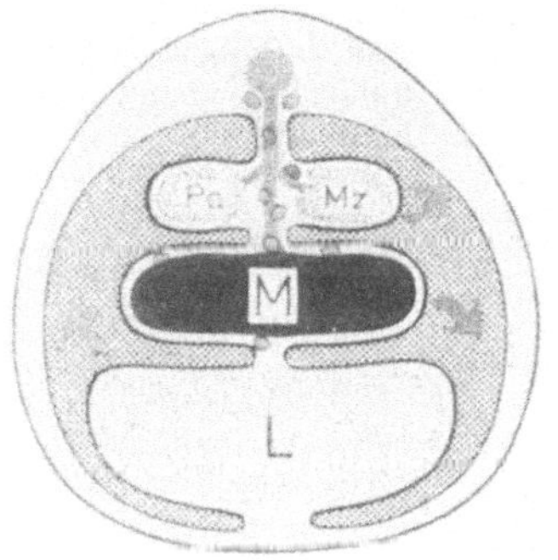
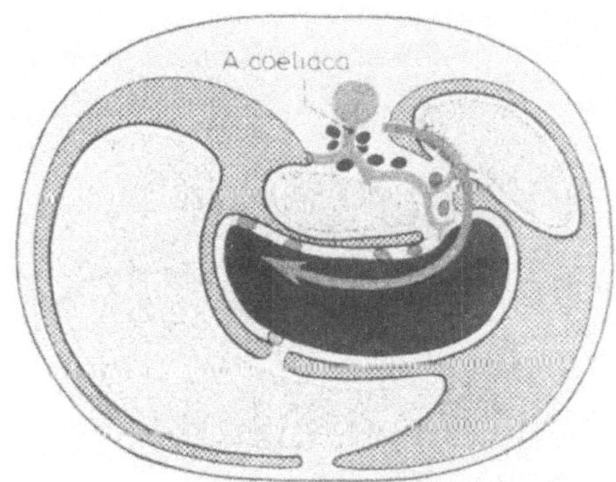

Abb. 2. Magenkarzinom. Drehung des Organs; an sich notwendige radikale Entfernung des Magens, der regionären und der retroperitonealen Lymphabflußwege und Lymphknotengruppen

Man muß feststellen, daß die Radikalität erweiterter Eingriffe oft nur in unserer Vorstellung existiert. Gleichwohl zeigen neuere japanische Erfahrungen, daß die radikale Entfernung sämtlicher gastraler Lymphknotengruppen sowie auch das Ablösen des vorderen Blattes des Mesokolons längere Überlebenszeiten gebracht haben. Zu den zu entfernenden Lymphknotengruppen gehören auch die der Leberwurzel, die auf, neben und hinter den Aa. hepatica communis et propria verlaufenden, die zöliakalen Lymphknotengruppen einschließlich der auf der oberhalb liegenden Bauchschlagader, die suprapankreatischen Lymphknotengruppen, die parakardialen Lymphonoduli und die von hier aus erreichbaren distalen Lymphknotengruppen des Mediastinums.

Spezielles zur Verfahrenswahl

Für Früh- und Makrokarzinome gelten obligat folgende taktische Prinzipien: Die Sicherheitszonen, also die Resektionslinien, müssen unter Respektierung der Tumorgrundformen festgelegt werden. Jedes zweite Frührezidiv manifestiert sich

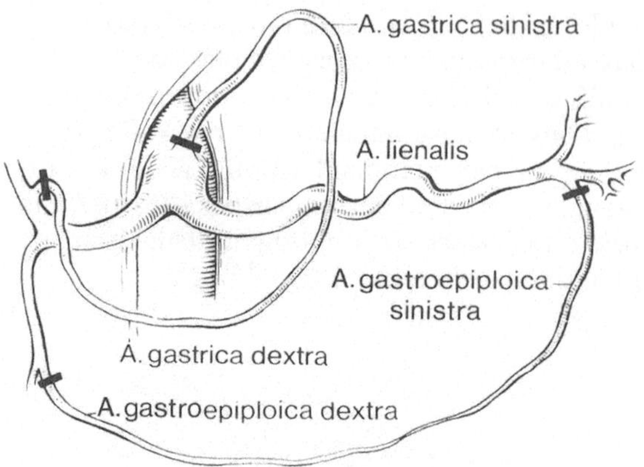

Abb. 3. Magenkarzinom. Radikuläre Absetzung der Magenhauptarterien

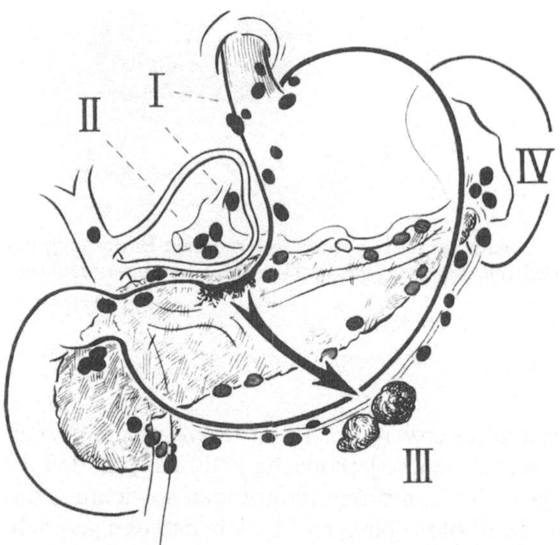

Abb. 4. Lymphknotensprung beim antralen Karzinom mit Metastasen in den gastroepiploischen Lymphknotengruppen (*I–IV*)

am distalen Resektionsrand. Die Sicherheitszonen wurden also ebensooft zu eng bemessen (Gütgemann u. Schreiber 1964).

Zu den taktischen Postulaten gehören ferner: radikuläres Absetzen der Magenhauptarterien (bis auf die A. gastroepiploica sinistra am Beispiel der distalen Resektion) (Abb. 3), die Resektion des kleinen und des großen Netzes und Kontrolle und Exstirpation sämtlicher Lymphknotengruppen des Magens. Dem sog. Lymphknotensprung muß besondere Aufmerksamkeit gelten (Abb. 4).

Bei der Verfahrenswahl für das Frühkarzinom ist die Rechnung „kleines Karzinom – kleine Resektion" falsch. Methode der Wahl ist für die mit Mehrzahl im Antrum lokalisierten Tumoren die subtotale Resektion. Eine Gastrektomie ist indiziert: 1. Bei multizentrischem Auftreten in Korpus und Kardia und 2. bei den seltenen Kombinationsformen. Eine Gastrektomie ist nicht indiziert, nur weil es technisch „gut geht" und weil wir bessere Ersatzmägen bilden können.

Auch beim fortgeschrittenen Karzinom ist die subtotale Resektion das Verfahren der Wahl. Beim Kardiakarzinom wird zu Recht zunehmend die Gastrektomie propagiert. Bei kurativer Möglichkeit geht man abdominothorakal vor, um dabei auch das untere Drittel der Speiseröhre resezieren und die Lymphknotengruppen des unteren hinteren Mittelfellraumes exstirpieren zu können.

Die immer wieder auf- und ablebende „gastrectomie de principe" hat sich bislang nicht durchgesetzt. „Die Gastrektomie ist dann indiziert, wenn die subtotale Resektion nicht radikal ist, dieses Ziel aber durch Gastrektomie möglich erscheint." Die Formulierung dieser Maxime ist einfacher als die praktische Umsetzung.

Zur Wiederherstellung des Passagewegs nach Gastrektomie gelten folgende Prinzipien (Tabelle 1): Bei radikaler kurativer Operation, v. a. auch bei jüngeren Menschen, ist die isoperistaltische, orthograde Interposition eines großen Jejunalsegments zu erwägen. Die Methode hat folgende Vorteile: kein jejunoösophagealer Reflux (Tabelle 2), schubweise Entleerung in das Duodenum, keine be-

Tabelle 1. Grundformen des Magenersatzes

Operationsform	Autoren	Jahr
Ösophagoduodenostomie	Connor	1883
Antekolische Ösophagojejunostomie	Schlatter	1897
Ösophagojejunostomie	Roux	1907
Ösophagojejunostomie mit Jejunoplikation und großem Ersatzmagen durch Enteroanastomose	Hoffmann	1922
Jejunoplikation	Graham	1940
Orthograde isoperistaltische Jejunuminterposition	Sco	1942
Interposition des Ileokolon	Hunnicutt-Lee	1948
Pantaloonanastomose	Engel	1949
Sandwichanastomose	Lefèvre	1950
Querkoloninterposition	D'Errico	1950
Roux-Y-Anastomose mit Reservoirbildung	Hunt	1952
Orthograde Jejunuminterposition	Longmire	1952
Große Orthograde Jejunuminterposition	Gütgemann	1952
Ösophagojejunostomie – Duodenum im Nebenschluß mit Jejunoplikation	Siewert, Peiper	1973
Orthograde isoperistaltische Jejunuminterposition mit anisoperistaltischem Segment	Kieninger, Koslowski	1975
Orthograde isoperistaltische Jejunuminterposition – großes Segment (40–45 cm) mit Jejunoplikation	Schreiber	1976

Tabelle 2. Dünndarmersatzmagen – große isoperistaltische orthograde Jejunuminterposition

Funktionelle Fakten
- großes Ersatzreservoir
- ausreichendes Aufnahmevermögen
- kein jejunoösophagealer Reflux
- Erhalten des duodenalen Transits
- duodenojejunaler Reflux mit Proteolysezündung
- proportionierter duodenaler Abfluß
- keine beschleunigte Dünndarmpassage
- keine Malassimilation

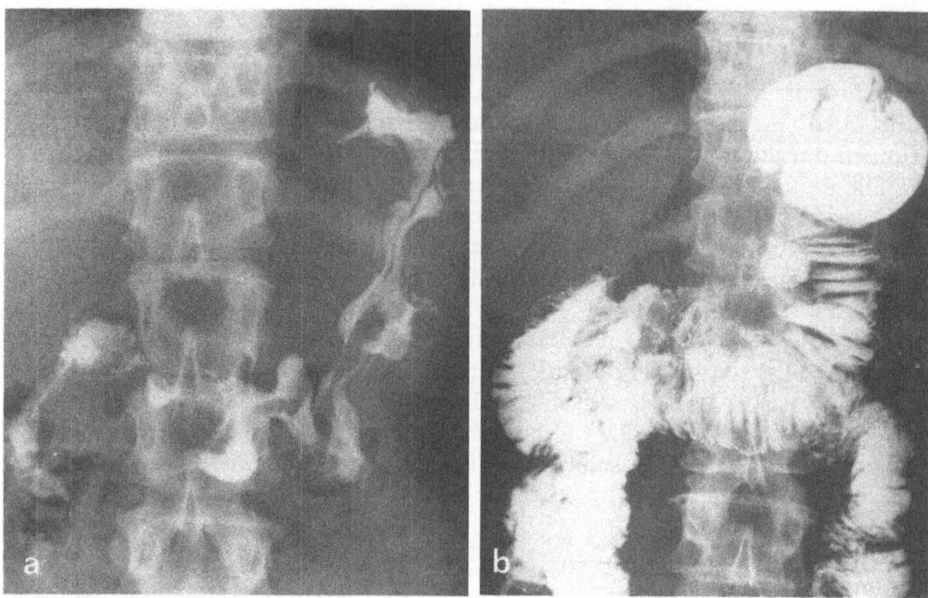

Abb. 5a, b. a Magenkorpuskarzinom, **b** Gastrektomie. Orthograde isoperistaltische Dünndarminterposition mit Jejunoplikation.

schleunigte Dünndarmpassage, ausreichendes Magenreservoir (Schreiber et al.
1975, 1978; Siewert et al. 1973) (Abb. 5). Als Nachteile stehen dem gegenüber:
größere technische Aufwendigkeit und damit auch ein höheres Risiko. Einfacher
sind – wie schon von Schlatter (1897) angegeben – das antekolische Hochziehen
einer Jejunalschlinge, bei der man zur Vergrößerung des Reservoirs eine Enteroenteroanastomose in Fortsetzung oder im kurzen Anschluß an die Ösophagojejunostomie anlegen kann (Abb. 6). Mit dieser Methode konkurriert die Roux-
Anastomose. Bei allen genannten Verfahren können befriedigende Spätergeb-
nisse hinsichtlich des kapazitiven motorischen Stoffwechselverhaltens des sog.
Ersatzmagens erreicht werden (Schwemmle 1975; Allgöwer u. Neff 1982; Bünte
1982; Kümmerle 1981). Bei zusätzlichen Risiken und bei Kranken mit biologi-
schen Alterseinschränkungen wählt man jeweils die Methode, die rasch und
sicher und auch ausreichend radikal ist. In der Regel ist das die Ösophagojejunostomie mit Hilfe einer Jejunalschlinge. Die sonst kaum zitierte Ösophagojejunostomie ist nicht zwingend an besondere konstitutionelle Merkmale geknüpft; die
subjektiven und objektiven Resultate sollen gut sein.
    Über technische Einzelheiten wurde ausführlich diskutiert. Der neuralgische
Punkt der Gastrektomie ist der Nahtbruch der proximalen Anastomose. Zur
Sicherung der Naht wurden verschiedene Verfahren angegeben, die in Form einer
Jejunoplikation dem Sandwichverfahren folgen. Größeren Schutz zur Nahtsi-
cherheit scheint auch die Anlage einer terminolateralen Ösophagojejunostomie
zu geben; dabei kann die jejunale Inzision mehr in den Bereich der Vorderwand
gelegt werden, so daß von der Hinterwand mehr Material zur Naht zur Verfügung
steht. Sämtliche genannten Sicherungsverfahren bieten zugleich auch zusätzli-

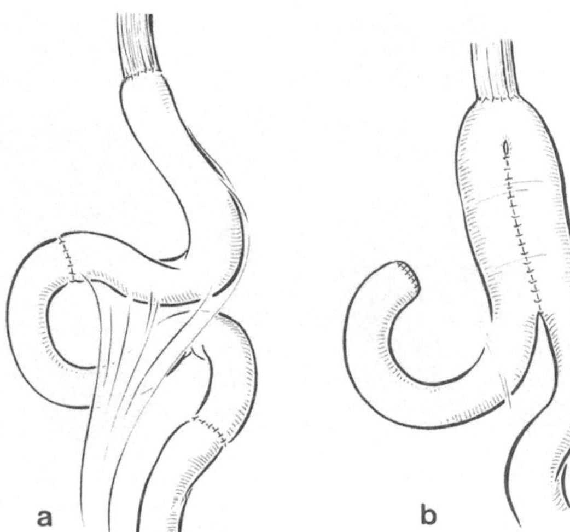

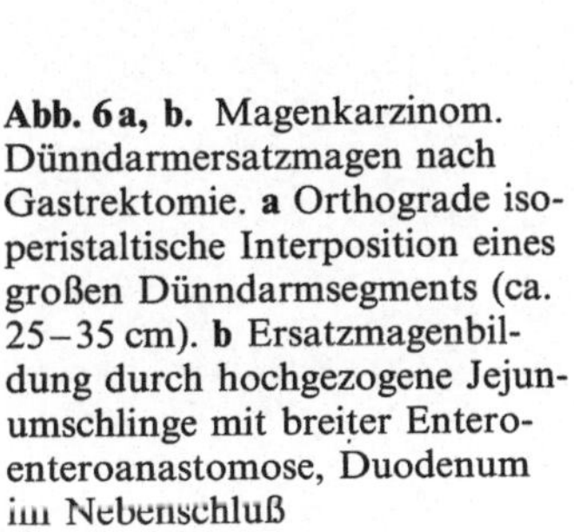

Abb. 6a, b. Magenkarzinom. Dünndarmersatzmagen nach Gastrektomie. **a** Orthograde isoperistaltische Interposition eines großen Dünndarmsegments (ca. 25–35 cm). **b** Ersatzmagenbildung durch hochgezogene Jejunumschlinge mit breiter Enteroenteroanastomose, Duodenum im Nebenschluß

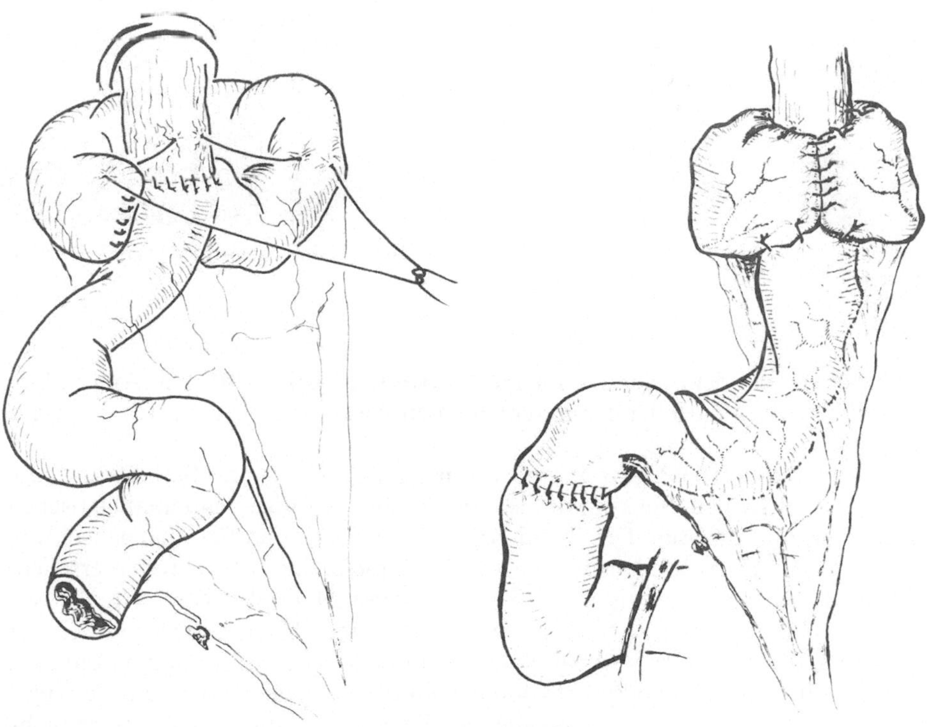

Abb. 7   **Abb. 8**

Abb. 7. Jejunoplikation. Technik I: terminolaterale Ösophagojejunostomie und Umschlagen eines etwa 15 cm großen, überstehenden Darmsegments

Abb. 8. Jejunoplikation. Technik : fertiggestellte Jejunoplikation

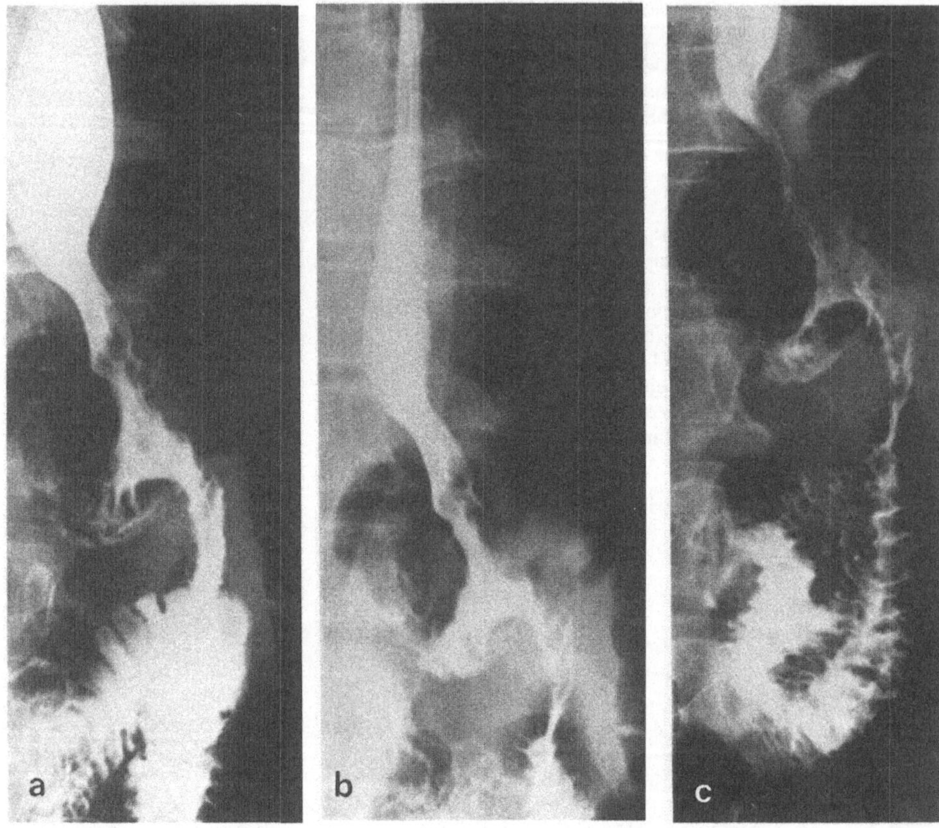

Abb. 9. a Gastrektomie. **b** Orthograder isoperistaltischer Dünndarmersatzmagen. **c** Anlage einer Jejunoplikation mit Gasfüllung

chen Schutz vor dem jejunoösophagealen Reflux (Abb. 7–9). Die Anwendung von Nähapparaten bei der ösophagojejunalen Anastomose haben sich offenkundig bewährt.

Die Indikation zur Gastrektomie im einzelnen erfolgt unter Berücksichtigung der Sicherheitszonen. Sie kommt also am ehesten in Frage beim anaplastischen, ulzerierten und diffusen Typ, beim Kardiakarzinom ohne Fernmetastasen und beim Karzinom des Magenstumpfes. Die Frequenz der Gastrektomie erscheint mit etwa 15–19% im Vergleich zu den anderen Methoden derzeit realistisch.

Eine Gastrektomie ist nicht indiziert bei großflächiger Infiltration der Magenserosa, des viszeralen und parietalen Peritonealblatts, bei Lymphknotenmetastasen im Bereich der Leberpforte und bei multiplen Organmetastasen. Vereinzelt gute Verlaufsformen trotz entsprechender Kontraindikation – wer hat sie nicht? – sind Ausnahmen. Sie können nicht Bezugspunkt allgemeiner Empfehlungen sein.

Bei der Reparation nach Teilresektion konkurrieren Billroth II, Billroth I und Gastrojejunostomie in Form einer Roux-Y-Anastomose. Für alle genannten Verfahren werden langfristig gute Funktionsverhältnisse und auch Lebensqualitäten der Operierten berichtet.

Palliativoperationen dienen der Wiederherstellung des Nahrungswegs. Indikationen sind darüber hinaus die schwere Blutung, die Perforation und der schwere, therapierefraktäre Schmerz. Bei der Methodenwahl konkurrieren die Teilresektion und die Gastrektomie. Entscheidungskriterien sind die biologische und klinische Situation des Kranken, die Ausdehnung des Tumors und das Erreichen gesunder und tumorfreier Gewebslefzen als Nahtlager. Es gibt auch Patienten, die mit tumorös durchsetzten Nahtlagern – also nicht gesunden Resektionsrändern – längere Überlebenszeiten aufweisen.

Die Ansprechbarkeit auf eine Chemotherapie, die beim metastasierenden Karzinom des nichtoperablen Patienten erwogen werden kann, erreicht bei höheren Ansprechraten nur wenige (2–3) Monate einer längeren Überlebenszeit. Inwieweit die Radiotherapie über eine medikamentös induzierte Sensibilisierung der Tumorzellen bessere Erfolge bringen kann, bleibt abzuwarten.

Wie soll es weitergehen?

Es stellen sich folgende Aufgaben:

1) Die systematische Suche nach dem Frühkarzinom! Praktisch geht es um die Erfassung von gefährdeten Gruppen und Krebsrisikokrankheiten. Beim Frühkarzinom werden Pathogenese und Therapie schlüssig. Unsere Vorstellungen vom Magenkrebs und seiner adäquaten chirurgischen Therapie sind zutreffend; folgerichtig muß die Prognose kalkulierbar werden. Deshalb müssen Frühkarzinome häufiger erfaßt und Makrotumoren seltener werden.
2) Es geht um Verkürzung der fatalen Pause (Kümmell 1896). Sie ist heute nicht kürzer, sondern länger geworden trotz besserer diagnostischer Möglichkeiten.
3) Es geht ferner um eine systematische Dokumentation unserer Befunde. Sie muß prä-, intra- und postoperativ mit histologischem Korrektiv nach dem TNM-System erfolgen.

Zur Dokumentation gehört auch, daß chirurgische Leistungsziffern richtig definiert werden. Allzuoft sind z. B. relative und absolute Zahlen nicht als solche erkennbar. Diese Unschärfen müssen jede Orientierung erschweren.

Schließlich verdienen Nachsorge und Rehabilitation einschließlich onkologischer Therapie mehr Aufmerksamkeit; sie gehören direkt oder organisatorisch in chirurgische Kompetenz.

Die Geschichte der Magenchirurgie bewegt sich von Beginn an polarisiert zwischen Optimismus und Resignation. Angesichts der historischen Diskrepanz zwischen ausgereiften chirurgischen Vorleistungen und unzureichender, v. a. zu später Diagnose konnte dies nicht anders sein. Das früh diagnostizierte Karzinom hat diese Diskrepanz aufgelöst. Dies begründet neuen Optimismus. Die Prämissen dieser neuen Situation lagen schon in der Zielansprache der Pioniere der Magenchirurgie.

Literatur

Allgöwer M, Neff N (1982) Operative Methodenwahl beim fortgeschrittenen Magencarcinom. Langenbecks Arch Chir 358:79–83

Amgwerd R, Hammer B (1972) Der Magenkrebs. Huber, Bern

Berg HH (1936) Über die Entdeckung präkanzeröser Veränderungen am Magen. Gastroenterologia 86:356

Bertrand I (1973) Diagnostic histologique précoce du cancer l'estomac. II. Internat. Congr. Gastroenterology, Paris

Bünte H (1982) Syndrome nach Resektion und Gastrektomie. Langenbecks Arch Chir 358:95–100

Esmarch G von (1877) Aphorismen über den Krebs. Verh Dtsch Ges Chir 6/2:196–199

Grundmann E, Grunze H, Witte S (1974) Early gastric cancer. Springer, Berlin Heidelberg New York

Gütgemann A, Schreiber HW (1964) Magen-Kardia-Karzinom. Enke, Stuttgart

Hermanek P (1982) Chirurgische Pathologie TNM-System. Langenbecks Arch Chir 358:57–63

Konjetzny GE (1940) Der oberflächliche Schleimhautkrebs des Magens. Chirurg 12:192–202

Kümmerle F (1981) Allgemeine taktische und technische Prinzipien. Langenbecks Arch Chir 358:65–71

Mallory TB (1940) Carcinoma in situ of stomach and its healing on histogenesis of malignant ulcers. Arch Pathol 30:348–362

Mikulicz J (1898) Beiträge zur Technik der Operation des Magencarcinoms. Verh Dtsch Ges Chir 27:252–260

Peiper H-J, Castrup HJ (1982) Operative Verfahrenswahl beim Magenfrühcarcinom. Langenbecks Arch Chir 358:73–78

Pichlmayr R, Büttner D, Meyer H-J (1977) Das Magenkarzinom. Dtsch Ärztebl 42:2505–2509

Prévôt R (1948) Grundriß der Röntgenologie des Magen-Darm-Kanals. Nölle, Hamburg

Rehner M, Soehendra N, Eichfuß HP, Dahm K, Mitschke H (1974) Frühcarcinome im (Billroth-II)-Resektionsmagen. Dtsch Med Wochenschr 99:533–534

Remine WH, Priestley T (1966) Trends in prognosis and surgical treatment of cancer of the stomach. Ann Surg 163:737–743

Remine WH, Priestley JT, Berkson J (1964) Cancer of the stomach. Saunders, Philadelphia London

Rössle R (1944) Über einen frühen Oberflächenkrebs der Magenschleimhaut. Zentralbl Allg Pathol 82:165–170

Schlag P, Meister H, Merkle P, Herfarth C (1981) Chirurgische Aspekte des Magenfrühcarcinoms. Chirurg 52:462–466

Schreiber HW (1966) Radikalität und pathophysiologische Gesichtspunkte bei der Resektion des Magencarcinoms. Langenbecks Arch Chir 314:218–230

Schreiber HW, Eichfuß HP, Farthmann E, Eckert P (1975) Ösophagojejunostomie. Langenbecks Arch Chir 338:159–167

Schreiber HW, Ackeren H von, Kortmann KB, Schumpelick V (1978) Radikalitätsprinzipien in der Chirurgie des Magencarcinoms. Langenbecks Arch Chir 347:61–69

Schreiber HW, Eichfuß HP, Schumpelick V (1978) Magenersatz. Chirurg 49:72–80

Schwemmle K (1975) Chirurgische Behandlung des Magencarcinoms. Münch Med Wochenschr 117:281–286

Siewert JR, Peiper HJ, Jennewein HM, Waldeck F (1973) Oesophago-Jejunoplication. Chirurg 44:115–120

Stout AP (1942) Superficial speading type of carcinoma of stomach. Arch Surg 44:651–657

Versé M (1908) Über die Histogenese der Schleimhautcarcinome. Verh Dtsch Pathol Ges 12:95–99

Wölffler A (1896) Über Magen-Darm-Chirurgie. Zentralbl Chir 23:76–95

Yamada E, Nakazato H, Koike A, Suzuki K, Kato K, Kito T (1974) Surgical results for early gastric cancer. Int Surg 59:7–14

Interdisziplinäre Therapie und Nachsorge bösartiger Magentumoren

D. FRITZE

Am Beispiel der bösartigen Magentumoren soll versucht werden, den interdisziplinären Ansatz der Therapie und Nachsorge darzustellen. Die Prognose des Magenkarzinoms hat sich trotz Optimierung der Operations- und Strahlentechniken und gewisser Fortschritte der Chemotherapie in den letzten Jahrzehnten leider nicht wesentlich gebessert. Sie hängt vom Tumorstadium (Abb. 3 u. 4) und vor allem von der Radikalität des operativen Eingriffs ab.

In den westlichen Ländern erlebt durchschnittlich nur jeder 10. an einem Magenkarzinom operierte Patient die nächsten 10 Jahre. In Japan leben dagegen nach 5 Jahren noch 50% und nach 10 Jahren noch mehr Patienten als bei uns nach 5 Jahren (Abb. 1, Hottenrott 1982). Der Anteil der prognostisch günstigen Frühkarzinome ist dort erheblich höher (über 30%) als bei uns (unter 15%). Mit Beginn der Endoskopieära steigt die Rate der operierten Frühkarzinome auch bei uns an. Schon für eine frühzeitigere Diagnostik des Magenkarzinoms sind interdisziplinäre Anstrengungen der Hausärzte, Internisten, Gastroenterologen und Radiologen erforderlich.

Ein endoskopisches „Massenscreening" der Allgemeinbevölkerung ist wegen der relativen Seltenheit des Magenkarzinoms wohl undurchführbar. Nach Kayser u. Burkhard (1980) erkranken im Heidelberger Raum 28 Frauen und 40 Männer pro 100 000 Einwohner an einem Magenkarzinom. Bayern und Niedersachsen liegen aus bisher unbekannter Ursache über diesem BRD-Durchschnitt. Bei abnehmender Häufigkeit insbesondere in den jüngeren Altersklassen gehört das Magenkarzinom nach wie vor zu den häufigsten malignen Tumoren und rangiert unter den 6 häufigsten Todesursachen.

Nach dem operativen Eingriff beteiligen sich Ärzte verschiedener Fachrichtungen an der weiteren Betreuung (Abb. 2). Die Patienten gewinnen dadurch

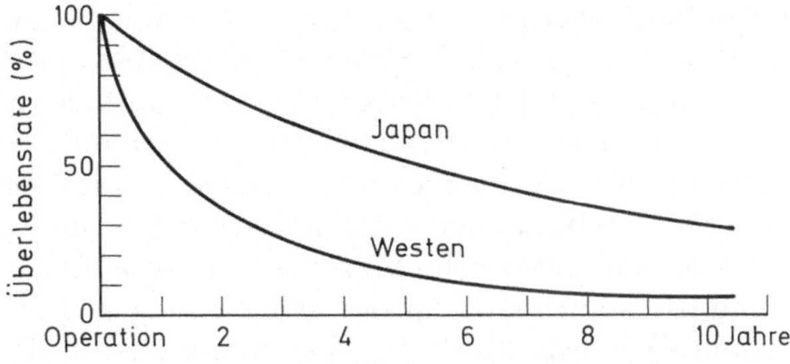

Abb. 1. Halbschematische Darstellung der Fünf- und Zehnjahresüberlebensraten des Magenkarzinoms in der westlichen Welt und in Japan. (Hottenrott 1982)

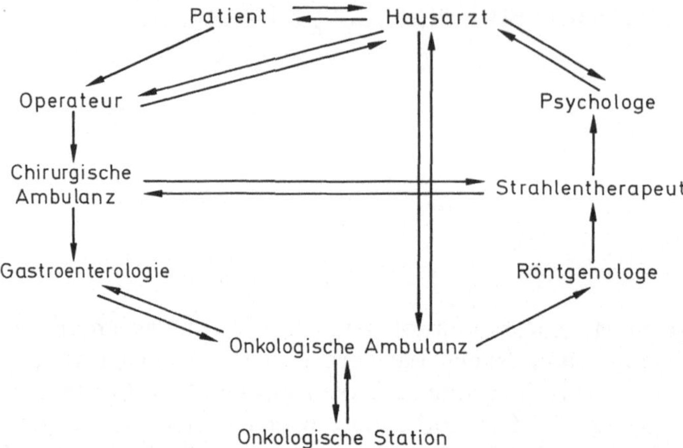

Abb. 2. Schematische Darstellung der an der Nachsorge der Magenkarzinompatienten beteiligten Institutionen und Ärzte

zuweilen den Eindruck, daß sie von einem zum anderen weitergereicht werden. Es ist gut, sich daran zu erinnern, daß die Nachsorge grundsätzlich in den Händen der Hausärzte liegt. Sie müssen die diagnostischen Kontrollen koordinieren und eine eventuelle medikamentöse Behandlung mit dem Tumorzentrum absprechen. Neuerdings geschieht dies unter Zuhilfenahme von Patientenpässen, die der Patient dem Arzt für Eintragungen vorlegt. Auch für seelische Krisensituationen bleibt hauptsächlich der Hausarzt Ansprechpartner. Andererseits ist es ein wichtiges Ziel der kontrollierten Nachsorge, daß Operateur und chirurgische Klinik ein Rezidiv möglichst frühzeitig erkennen. Dies soll die Resektion mit kurativer Zielsetzung ermöglichen. Leider sind nur ca. 20 % aller lokalen Rezidive chirurgisch sanierbar. In der Mehrzahl der Fälle wird daher das durch die kontrollierte Nachsorge entdeckte lokoregionale Tumorrezidiv zu erneuten interdisziplinären Anstrengungen unter Einbeziehung der Strahlen- und Chemotherapeuten herausfordern.

Nach Herfarth u. Mitarbeitern (1981) wurden 38 % aller Magenkarzinome in Ulm in kurativer Absicht operiert. Etwa die Hälfte dieser Patienten wird durch den operativen Eingriff geheilt. Bei einem weiteren Drittel der Patienten waren nur palliativ-chirurgische Maßnahmen möglich. In einer deutschen multizentrischen Studie der adjuvanten Chemotherapie fiel auf, daß ein lokoregionales Tumorrezidiv zwar bei 2/3, Fernmetastasen aber nur bei 1/3 der Patienten auftraten. Diese Analyse wertete jedoch *per continuitatem* in benachbarte Organe (Leber, Pankreas, Netz) infiltrierte Karzinome im Sinne von lokoregionalen Rezidiven und nicht als „Fernmetastasen". Es bleibt somit der Eindruck bestehen, daß das Magenkarzinom in der Mehrzahl der Fälle zum Zeitpunkt der ersten Operation keine auf das eigentliche Magenbett beschränkte, chirurgisch sanierbare Erkrankung ist, wenn man von der leider geringen Zahl der Frühkarzinome absieht. Damit stellt sich die Frage, inwieweit andere Lokalmaßnahmen (Strahlentherapie?) und systemische Therapieansätze (Chemotherapie?) die primär chirurgische Behandlung ergänzen können. Dies setzt noch größere Anstrengungen als bisher

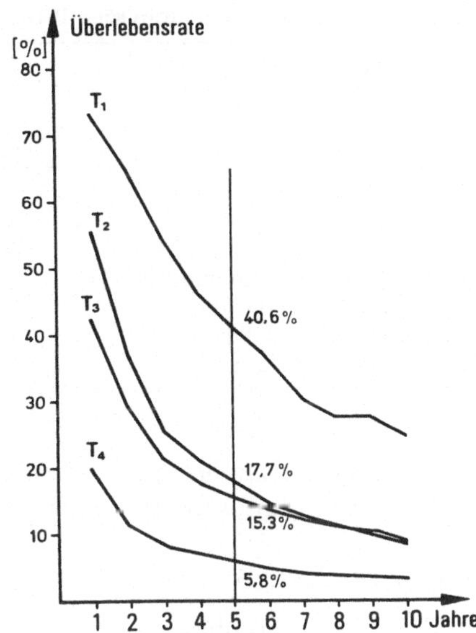

Abb. 3. Zehnjahresüberlebensraten des Magenkarzinoms in Abhängigkeit von der Größe des Primärtumors (Junghanns 1980)

zur Entwicklung neuer interdisziplinärer Behandlungsstrategien voraus. Hier sollen hauptsächlich die Möglichkeiten und Grenzen der adjuvanten und palliativen Chemotherapie, gegebenenfalls in Kombination mit der Strahlentherapie erörtert werden. „Alternative" Behandlungen, etwa mit monoklonalen Antikörpern (Sears et al. 1982) sollen wegen der derzeit zu experimentellen Basis ausgeklammert werden.

Für die Frage der zytostatischen Therapie spielen prognostische Faktoren eine Rolle. Die Abb. 3 und 4 zeigen die Abhängigkeit der Überlebenszeit vom TNM-Stadium bei über 3000 Patienten der Heidelberger Klinik, nach Junghanns (1980). Weitere pathologisch-anatomische Prognosefaktoren (nach Higgins) ent-

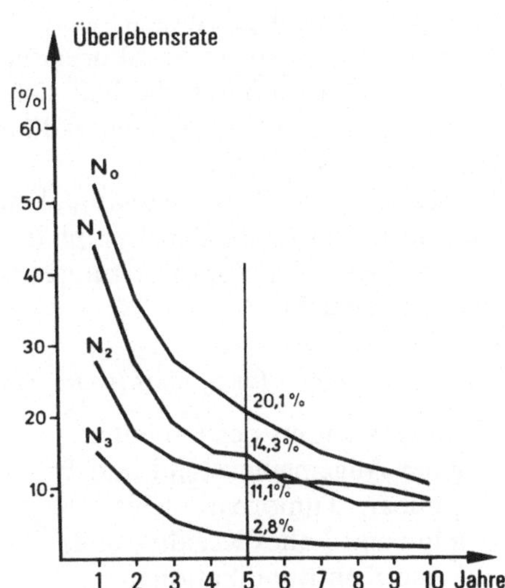

Abb. 4. Zehnjahresüberlebensraten des Magenkarzinoms in Abhängigkeit vom Befall oder Nichtbefall der Lymphknoten (Junghanns 1980)

Tabelle 1. Pathologisch-anatomische Prognosefaktoren. (Nach Higgins)

Prognosefaktoren	Fünfjahresüberlebenszeit	
	nicht vorhanden [%]	vorhanden [%]
Linitis plastica	28	2
Kardianähe	28	13
Tumor > 3 cm	40	23
Lymphknoten Karzinompositiv	38	17
Einbruch in Lymphgefäße	37	18
Einbruch in Blutgefäße	29	12
Penetration der Serosa	36	18

hält Tabelle 1. Zur prognostischen Einschätzung gehört auch die Kenntnis des Metastasierungsmusters (s. folgende Übersicht).

Muster der Metastasierung

1) Regionale Lymphknoten
2) Lymphknotenfernmetastasen
   - Virchow-Lymphknoten
   - linke Axilla (Irish-Lymphknoten)
   - umbilikale Lymphknoten
3) Direkt lokal infiltrierend
   - großes und kleines Netz
   - Leber, Pankreas, Milz
   - Gallenwege, Colon transversum
4) Hämatogen
   - Leber, Lunge, Skelett, Hirn
5) Peritoneum, kleines Becken

Autoptische Beobachtungen haben gezeigt, daß 70–80% der Verstorbenen außer Fernmetastasen auch eine lokoregionale Beteiligung hatten. Aus einer amerikanischen Relaparotomiestudie ließ sich schlußfolgern, daß eine effektivere lokale Therapie mindestens 20% der radikal operierten Patienten nützen würde (Gunderson u. Sosin 1982).

Tabelle 2 stellt die Abhängigkeit der 5-Jahresüberlebenszeit bei negativem und positivem regionalen Lymphknotenbefall gesondert heraus.

Bezüglich der Voraussetzungen für eine zytostatische Therapie siehe die folgende Übersicht:

Voraussetzungen für zytostatische Therapie

- Einverständnis des Patienten,
- guter Allgemeinzustand und Ernährungszustand (Karnofsky-Index),
- meßbare Tumorparameter,
- adjuvant: hohes Rezidiv- und/oder Metastasenrisiko,
- keine Kontraindikationen.

Tabelle 2. Fünfjahresüberlebenszeit und pathologisches Stadium. (Nach Manual Staging of Cancer 1978)

Pathologisches Stadium	Fünfjahresüberlebenszeit [%]
Negativer Lymphknotenbefall	
– Nur Mukosa befallen	85
– Mukosa und Magenwand	52
– Infiltration durch die Magenwand	47
Positiver Lymphknotenbefall	
– Nur regional befallen	17
– Andere Lymphknoten befallen	5

Der Patient muß wissen, weshalb diese Behandlung durchgeführt werden soll. Dies setzt ein längeres aufklärendes Gespräch voraus. Es wird umso schwieriger zu führen sein, je mehr der Patient von den vorbehandelnden Ärzten über die Natur des Leidens und die therapeutischen Möglichkeiten im Unklaren gelassen wurde, bzw. von der Benignität der Erkrankung überzeugt ist. Nach einer Analyse der Gastrointestinal Tumor Study Group (Lavin et al. 1982) gelten als wichtige prognostische Faktoren des fortgeschrittenen Magenkarzinoms: ein guter Performance Status (nach Karnofsky) und das Fehlen meßbarer Tumorparameter. Ob Patienten mit nicht meßbaren Tumorparametern überhaupt zytostatisch behandelt werden sollten, ist derzeit strittig. Sicher ist, daß die adjuvante zytostatische Therapie nur innerhalb streng kontrollierter klinischer Studien erfolgen kann, die einen Kontrollarm ohne Chemotherapie mitführen. In solchen Studien sollten nur Patienten aufgenommen werden, die ein hohes, möglichst genau definiertes Rezidivrisiko haben.

Bei nachgewiesener Metastasierung bzw. lokal inoperabler Situation zeigt die Chemotherapie bescheidene Erfolge. Voraussetzungen sind ein guter bzw. ausreichender Allgemein- und Ernährungszustand. Es sollte ein meßbarer Tumorparameter (z. B. Lebermetastasen) vorliegen. Die Tabellen 3 und 4 zeigen die Ansprechraten der Mono- und Kombinationstherapie.

Tabelle 3. Chemotherapie (Monotherapie). (Nach MacDonald et al. 1982)

Präparat	Ansprechrate [%]
Adriamycin	22–30
5-FU	21
Mitomycin-C	19
Hydroxyurea	18
BCNU	18
Chlorambucil	17
Methyl-CCNU	8

Tabelle 4. Kombinationschemotherapie. *FU* Fluorouracil, *ADM* Adriamycin. (Nach MacDonald et al. 1982)

Präparatkombination	Ansprechrate [%]
5-FU + ADM + Mitomycin-C (FAM)	40–55
5-FU + BCNU	33[a]
5-FU + Methyl-CCNU	21–40
5-FU + Mitomycin-C	32
5-FU ± ADM + BCNU	20–24[a]

[a]) Tumorzentrum Heidelberg-Mannheim (Queißer et al 1981, 1984)

Wichtigste Einzelsubstanz bleibt das 5-Fluorouracil. Die intravenöse Applikation ist wirksamer als die per orale. Die Ansprechrate liegt bei 20%. Weitere relativ wirksame Substanzen sind die Nitrosoharnstoffderivate (BCNU und Methyl-CCNU), das Mitomycin C und das Adriamycin (und 4-epiadriamycin). In der Monographie sind diese Substanzen dem 5-FU nicht überlegen. Mit der Kombinationschemotherapie liegen die Remissionsraten etwa bei 40% mit dem FAM-Schema (5-FU + Adriamycin + Mitomycin C) oder dem FAB-Schema (MacDonald et al. 1982; Queißer et al. 1984).

Die Chemotherapie des primär inoperablen, des lokoregional rezidivierten und des fernmetastasierten Magenkarzinoms erfährt meines Erachtens derzeit (1984) eine realistischere Neueinschätzung. Zu optimistische Resultate konnten in letzter Zeit nicht bestätigt werden (Queißer et al. 1984; Herrmann et al. 1984). Diese Feststellung betrifft besonders Kombinationen wie FAM/FAB (5-FU + Adriamycin + Mitomycin C bzw. Methyl-CCNU oder BCNU) mit Ansprechraten von 40–55% in der amerikanischen Literatur, die zum Teil wesentlich über den Ergebnissen der „Standard-Monotherapie" mit 5-FU lagen (MacDonald et al. 1982; Gastrointestinal Tumor Study Group 1984). Allerdings unterschieden sich die medianen Überlebenszeiten der Kombinationstherapie (5–9 Monate) kaum oder nur unwesentlich von denen der 5-FU Monotherapie (5–7 Monate). Klein u. Mitarb. (1982) erzielten beim lokal inoperablen bzw. metastasierten Magenkarzinom unter Verwendung einer sequentiellen Chemotherapie mit relativ hohen Dosen Methotrexat + 5-FU Remissionsraten von über 50% und eine Verlängerung der medianen Überlebenszeit auf über 1 Jahr. Leider können wir diese sehr günstigen Resultate nicht bestätigen. Die mediane Überlebenszeit der von uns mit der gleichen Zytostatikakombination behandelten 20 Patienten betrug kaum mehr als 4 Monate (Herrmann et al. 1984).

Angesichts der derzeit sicher sehr beschränkten Möglichkeiten der Chemotherapie des Magenkarzinoms erinnert man sich an frühere Versuche der „Combined Modality" Behandlung, also der Kombination von Strahlen- und Chemotherapie. Moertel zeigte zwar schon 1969 (MacDonald et al. 1982), daß sich die medianen Überlebenszeiten der nur-strahlentherapierten (35–40 Gy) Patienten von denen mit zusätzlicher 5-FU Monotherapie nur unwesentlich unterschieden (5 versus 7 Monate). Aber nach 5 Jahren lebten in der kombiniert behandelten Gruppe immerhin noch 12% gegenüber 0% in der nur-bestrahlten Gruppe. Andererseits zeigten einige Studien der alleinigen „adjuvanten" Chemotherapie, u. a. die der VASOG (Higgins et al. 1983) und einer deutschen Arbeitsgruppe (Schlag et al. 1982), daß die intermittierende Chemotherapie mit 5-FU + Nitrosoharnstoffderivaten sowohl bei potentiell kurativ operierten Patienten als auch bei Patienten mit mikroskopischen Resttumoren keine Fortschritte bringt. In dieser ziemlich schwierigen Situation scheint nun eine weitere Studie der Gastrointestinal Tumor Study Group zumindest das Konzept der „Combined Modality" Behandlung zu bestätigen und um die Empfehlung zur (palliativen) Tumorresektion zu erweitern. Nach 5 Jahren lebten – ähnlich wie in der 1969-iger Studie von Moertel – 18% (8/45) der kombiniert behandelten gegenüber 7% (3/45) der allein bestrahlten Patienten (Gastrointestinal Tumor Study Group 1982).

Die folgende Übersicht faßt die gegenwärtige Behandlungsstrategie beim Magenkarzinom zusammen.

Behandlungsstrategie beim Magenkarzinom

1) Frühere Diagnose erforderlich
2) Radikale Operation anstreben
3) Bei lokal nicht radikaler Operation, lokal nicht mehr resezierbarem Tumor, oder lokalem Rezidiv, Strahlentherapie ± Chemotherapie
4 a) Beim lokal weit fortgeschrittenen oder metastasierten Magenkarzinom, gutem Allgemeinzustand und jüngerem Alter Chemotherapie im Rahmen kontrollierter Studien
  b) Bei reduziertem Allgemein- und Ernährungszustand und hohem Alter symptomatische Behandlung

Bei Schmerzen und zunehmender Tumorkachexie kann man mit dem Einsatz von Morphinderivaten nicht länger zögern (Fritze 1982).

Die *Nachsorge* muß die Folgekrankheiten nach Gastrektomie bedenken und von den Rezidivsymptomen trennen.

- Dumping-Syndrom
- Refluxösophagitis
- Vitamin B 12-Mangelanämie (nach 4 Jahren)
- Blind-loop Syndrom
- Malnutrition (Albuminmangel, Gewichtsabnahme)
- Rezidiv

Patienten mit nichtresektablen Magenkarzinomen leben kaum länger als 6 Monate. Bei stenosierenden Kardiatumoren kann evtl. ein Tubus eingelegt werden. Die inoperable Ausgangsstenose kann u. U. durch eine hohe Gastroenterostomie umgangen werden. Witzelfistel und obere Jejunumfistel sind problematische Eingriffe, über die nicht generell entschieden werden kann. Man soll das Leben und nicht das Sterben verlängern (K. H. Bauer). Schmerzen, die z. B. auf Skelettmetastasen zurückzuführen sind, können durch eine analgetische Strahlentherapie gelindert werden. Bei Patienten in reduziertem Ernährungszustand können die Aussichten der zytostatischen Behandlung u. U. durch eine parenterale Hyperalimentation gebessert werden. Die folgende Übersicht versucht die Nachsorge zu reglementieren.

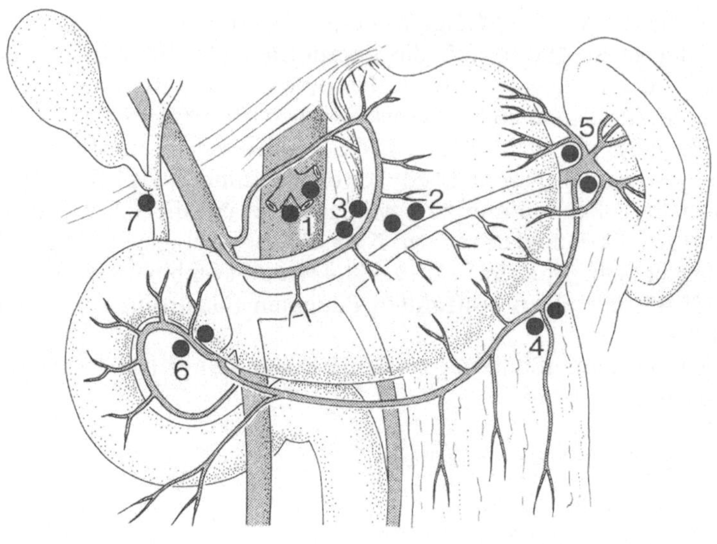

Lymphknotenbiopsien	gemacht	nicht gemacht
1 zöliakal	☐	☐
2 pankreatische, entlang A. lienalis	☐	☐
3 kleine Kurvatur	☐	☐
4 große Kurvatur	☐	☐
5 Milzhilus	☐	☐
6 pylorische	☐	☐
7 Leberhilus (Einmündung Ductus cysticus)	☐	☐
8 hochmesenterial	☐	☐

Abb. 5. Dokumentation der Lymphknotenbiopsien bei Magenlymphom

Nachsorge bei resezierten Tumoren

- nach (3–)6 Wochen: Gewicht?, körperliche Untersuchung, Blutbild und „Leberwerte", CEA (= Labor), MDP, Thoraxröntgen (evtl. Skelettszintigramm)
- nach 3 Monaten: Gewicht?, körperliche Untersuchung, Endoskopie, Labor, Lebersonographie
- nach 6 Monaten: Gewicht?, körperliche Untersuchung, Magen-Darm-Passage/Endoskopie, Labor, Lebersonographie, Thoraxröntgen
- nach 9, 12, 18 und 24 Monaten: wie oben, danach 6 bis 12monatlich weiter.

Wichtig ist die endoskopische und/oder Röntgenkontrolle 6 Wochen nach der Operation, um den postoperativen Ausgangsbefund für spätere Kontrollen zu kennen. Nur selten ist ein steigender Wert des carcinoembryonalen Antigens (CEA) und anderer Tumormarker der einzige klinische Hinweis auf ein Rezidiv.

Primäre Non-Hodgkinlymphome und Leiomyosarkome machen weniger als 5% aller malignen Magentumoren aus. Aber der Chirurg wird von Pathologen meist mit der Diagnose überrascht. Die radikale Operation mit Nachbestrahlung und/oder Chemotherapie erfordert eine enge interdisziplinäre Kooperation. Wir stellen solche Patienten eingehend im onkologischen Arbeitskreis vor, um die stadiengerechte Behandlung zu sichern. Bei primären Magenlymphomen ist ein ausgedehntes intraoperatives „Staging" erforderlich (s. folgende Übersicht).

Intraoperatives Staging bei Magenlymphomen

1) En-bloc-Resektion des Tumors und regionaler Lymphknoten (partielle/totale Gastrektomie),
2) Histologische Untersuchung der Resektionsränder,
3) resezierte bzw. nicht resezierbare Regionen mit Clips markieren,
4) Lymphknotenbiopsien (z. B. zöliakal usw.) durch Clips markieren,
5) Leberbiopsien aus linken und rechten Lappen,
6) Splenektomie (?).

Abbildung 5 dokumentiert die durchgeführten Lymphknotenbiopsien. Die Resektion des Magenlymphoms verhindert gefürchtete Komplikationen der Chemotherapie und der Strahlentherapie (Blutung und Perforation). In den Stadien I und II wird der Nutzen der Chemotherapie im Vergleich zur Strahlentherapie derzeit noch untersucht.

Zusammenfassung

Das Konzept einer interdisziplinären Therapie und Nachsorge bösartiger Magentumoren widerspricht keineswegs der dominierenden Stellung des Operateurs. Im Gegenteil, es ergänzt die operativen kurativen Zielsetzungen. Kleine, regional nicht metastasierte Karzinome werden, wie die Verhältnisse in Japan zeigen, um so häufiger durch die operative Behandlung geheilt, als sie bei uns diagnostiziert werden. Für die meisten Patienten sind derzeit jedoch noch zusätzliche therapeutische Maßnahmen erforderlich bzw. zu entwickeln, weil sich das Magenkarzinom über den kurativ resektablen Operationsbereich hinaus ausgedehnt hat. Grundsätzlich kommen Strahlentherapie und Chemotherapie sowie die Kombination beider Verfahren in Betracht. Die Möglichkeiten und Grenzen werden dargestellt. Bei Patienten mit lokal weit fortgeschrittenen bzw. metastasierten Magenkarzinomen ist im Rahmen kontrollierter Studien der Einsatz einer Polychemotherapie unter Einschluß von 5-Fluorouracil, einem Nitrosoharnstoffderivat und Adriamycin (oder 4-epiadriamycin) zu erwägen, wenn der Allgemeinzustand dies zuläßt und meßbare Tumorparameter vorliegen. Die Ansprechraten

(ca. 40%) und die Remissionsdauer von nur wenigen Monaten lassen viel Raum
für Verbesserungen. Einzelne Patienten profitieren jedoch deutlich länger von der
zytostatischen Therapie. Die Behandlung erfolgt in enger Absprache mit dem
Hausarzt. Adjuvante Chemotherapie sollte nur im Rahmen kontrollierter Studien erfolgen. Die Behandlung der primären Non-Hodgkinlymphome des Magens setzt ein genau definiertes intraoperatives Staging voraus, um eine stadiengerechte Behandlung zwischen Chirurgen, Strahlentherapeuten und medizinischen
Onkologen zu ermöglichen.

Literatur

Fritze D (1982) Schmerztherapie des Krebskranken – Verantwortung interdisziplinär. Klinik-
    arzt ii/4:417–427
Gastrointestinal Tumor Study Group (1982) Controlled trial of adjuvant chemotherapy follow-
    ing curative resection for gastric cancer. Cancer 49:1116–1122
Gastrointestinal Tumor Study Group (1982) A comparison of combination chemotherapy and
    combined modality therapy for locally advanced gastric carcinoma. Cancer 49:1771–1777
Gastrointestinal Tumor Study Group (1984) Randomized study of combination chemotherapy
    in unresectable gastric cancer. Cancer 53:13–17
Herfarth Ch, Merkle P, Schlag P (1981) Das Magenkarzinom. Chirurg 52:193–200
Herrmann R, Fritze D, Queißer W, Flechtner H, Ho AD, Schlag P, König H (1984) Chemo-
    therapie des Magenkarzinoms. Dtsch med Wschr 109:1463
Higgins GA, Amadeo JH, Smith DE, Humphrey EW, Keehn RJ (1983) Efficacy of prolonged
    intermittent therapy with combined 5-FU and Methyl-CCNU following resection for gastric
    carcinoma. Cancer 52:1105–1112
Hottenrott C (1982) Keine Alternative zur chirurgischen Behandlung des Magenkarzinoms.
    Klinikarzt II/3:117–138
Klein HO, Dias Wickramanayake P, Dieterle F, Mohr R, Oerkermann H, Brock J, Beyer D,
    Gross R (1982) Chemotherapieprotokoll zur Behandlung des metastasierenden Magenkarzi-
    noms. Dtsch med Wschr 107:1708–1712
Junghanns K (1980) Organspezifische Nachsorge und Rehabilitation: Magen. In: Scheibe O,
    Wagner G, Bokelmann D (Hrsg) Krebsnachsorge. Urban & Schwarzenberg, München Wien
    Baltimore, S 234–243
Kayser K, Burkhard H-U (1980) Crude and age-specific incidence of cancer of the stomach,
    colon, breast and lung ascertained by autopsy frequency in the Heidelberg area from
    1900–1975. J Cancer Res Clin Oncol 96:11–25
Lavin PhT, Bruckner HW, Plaxe StC, for the Gastrointestinal Tumor Study Group (1982)
    Studies in prognostic factors relating to chemotherapy for advanced gastric cancer. Cancer
    50:2016–2023
MacDonald JS, Gunderson LL, Cohn I Jr (1982) Cancer of the stomach. In: DeVita VT Jr,
    Hellman S, Rosenberg SA (eds) Cancer Principles and Practice of Oncology. Lippincott,
    Philadelphia Toronto, pp 534–562
Queißer W, Schnitzler G, Schaefer J et al. (1981) Comparison of Ftorafur with 5-Fluorouracil
    in combination chemotherapy of advanced gastrointestinal carcinoma. Recent Results Can-
    cer Res 79:82–92
Queißer W, Schnitzler G, Heim ME et al. (1984) Prospektive randomisierte Studie beim fortge-
    schrittenen Magenkarzinom. Dtsch med Wschr 109:976–980
Schlag P, Schreml W, Gaus W, Herfarth C, Linder MM, Queißer W, Trede M (1982) Adjuvant
    5-Fluorouracil and BCNU chemotherapy in gastric cancer: 3-year results. Recent Results
    Cancer Res 80:278–283
Sears HF, Atkinson B, Mattis J et al. (1982) Phase-I clinical trial of monoclonal antibody in
    treatment of gastrointestinal tumours. Lancet I:762–765

Das Magenstumpfkarzinom

W. Kozuschek, H. Bittscheidt, R. Bohnsack und Ch. Pelzer

Definition

Von einem Magenstumpfkarzinom (Synonyme: Karzinom im operierten Magen, Anastomosenkarzinom) kann man dann sprechen, wenn folgende Kriterien erfüllt sind:

1) Die Erstoperation am Magen erfolgte wegen eines histologisch verifizierten, gutartigen Leidens, in der Regel wegen eines Ulkus.
2) Seit der Erstoperation am Magen und der Manifestation des Karzinoms im Magenstumpf müssen mindestens 5 Jahre vergangen sein, anderenfalls handelt es sich um ein Karzinomrezidiv (Grieser u. Schmidt 1964; Dahm u. Werner 1975) (Tabelle 1).

Tabelle 1. Intervall zwischen Erstoperation und Diagnose Magenstumpfkarzinom (Linn 1976)

Geschlecht	Intervall (Jahre)	Durchschnitt
Männer	6–43	23,4
Frauen	22–34	28,0

Pathogenese

Die atrophische Stumpfgastritis und Epithelverwerfungen an der Anastomose mit intestinaler Metaplasie und zystischer Dilatation werden als eine fakultative Präkanzerose angesehen (Becker 1969).

Die chemische Schädigung der Mukosabarriere und der Magenstumpfschleimhaut durch galligen Reflux, bakterielle Besiedlung, Nitrit und Nitrosaminbildung haben eine besondere Bedeutung für die Entstehung des primären Magenstumpfkarzinoms (Dahm u. Werner 1975; Rumpf et al. 1978).

Eine erhöhte intragastrale Gallensäurekonzentration wirkt auf die Magenschleimhaut im Sinne eines Detergens und soll nach Exposition durch eine noch nicht näher bekannte vermehrte exogene Karzinogenbelastung nach entsprechend langer Latenz eine Synkarzinogese ermöglichen.

Häufigkeit, Alter, Geschlechtsverteilung

Eine geschlechtliche Disposition ist zu verneinen. Das Alter der Patienten mit Magenstumpfkarzinom korreliert in etwa mit dem des Karzinoms im nichtoperierten Magen.

Die Karzinomquote bei Magenoperierten liegt um 6 % höher als bei Nichtmagenoperierten (Kühlmayer u. Rokitansky 1954; Hilbe et al. 1968).

Retrospektive Langzeitbeobachtungen zeigen eine Disposition des resezierten Magens für die Entwicklung von Stumpfkarzinomen (Tabellen 2 und 3).

Tabelle 2. Häufigkeit eines Magenstumpfkarzinoms nach B-II-Resektion wegen Ulcus duodeni (Becker 1981)

Autoren	Anzahl der B-II-Resektionen	Karzinom n	Häufigkeit [%]	Zeitraum [Jahre]
Grieser u. Schmidt (1964)	99	9	9,1	28–43
Helsingen u. Hillestadt (1956)	12	1	8,3	10–35
Peitsch u. Becker (1979)	211	15	7,1	5–40

Tabelle 3. Häufigkeit eines Magenstumpfkarzinoms nach B-II-Resektion wegen Ulcus ventriculi (Becker 1981)

Autoren	Anzahl der B-II-Resektionen	Karzinom n	Häufigkeit [%]	Zeitraum [Jahre]
Grieser u. Schmidt (1964)	419	67	16,0	28–50
Helsingen u. Hillestadt (1956)	25	10	40	10–35
Peitsch u. Becker (1979)	91	12	13,2	5–40

Bezüglich der Resektionstypen ist eine besondere Häufung von Stumpfkarzinomen nur für die retrokolische Gastroenteroanastomose nachweisbar (Dahm et al. 1976).

Diagnostik

Die Anamnesedauer beträgt im Durchschnitt 8 Monate. Beschwerden, die bei Patienten nach Magenresektion wegen Ulkus auftreten, müssen solange als potentielles Karzinom betrachtet werden, bis das Gegenteil bewiesen ist. Die röntgenologische Ausbeute ist unbefriedigend und kann zu Fehldiagnosen führen. Operationsbedingte Veränderungen an der Anastomose erschweren die röntgenologische Interpretation. Trotzdem werden noch immer ca. 50 % der Magenstumpfkarzinome durch den Radiologen erkannt, meistens bei fortgeschrittenen Fällen (Abb. 1–3).

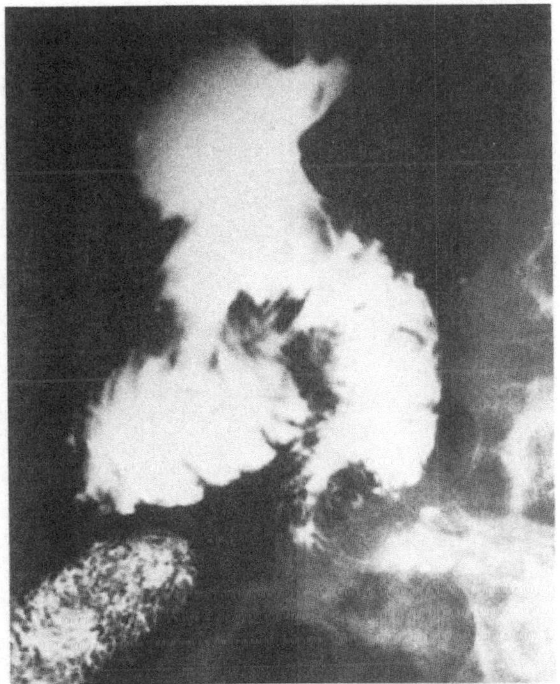

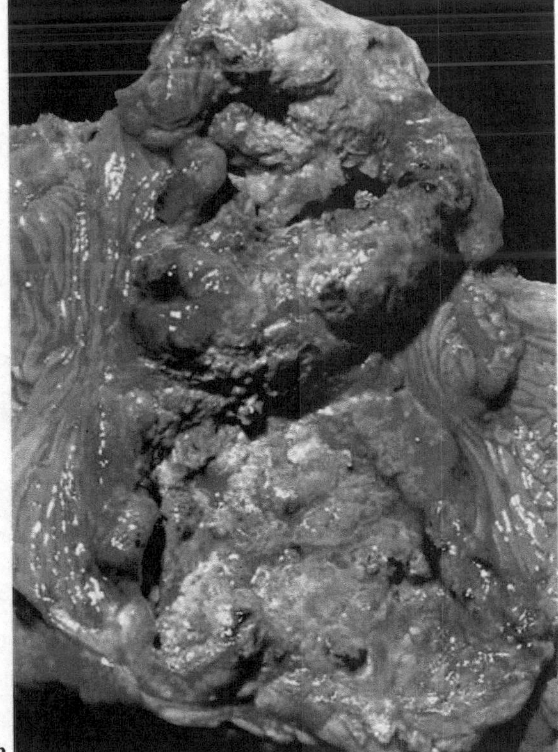

Abb. 1 a, b. Diffus wachsendes Magenstumpfkarzinom 18 Jahre nach Billroth-II-Resektion. **a** Röntgendarstellung des kleinen Magenrests mit Gastroenterostomie. **b** Operationspräparat. Diffus wachsendes Karzinom. Histologie: Adenokarzinom

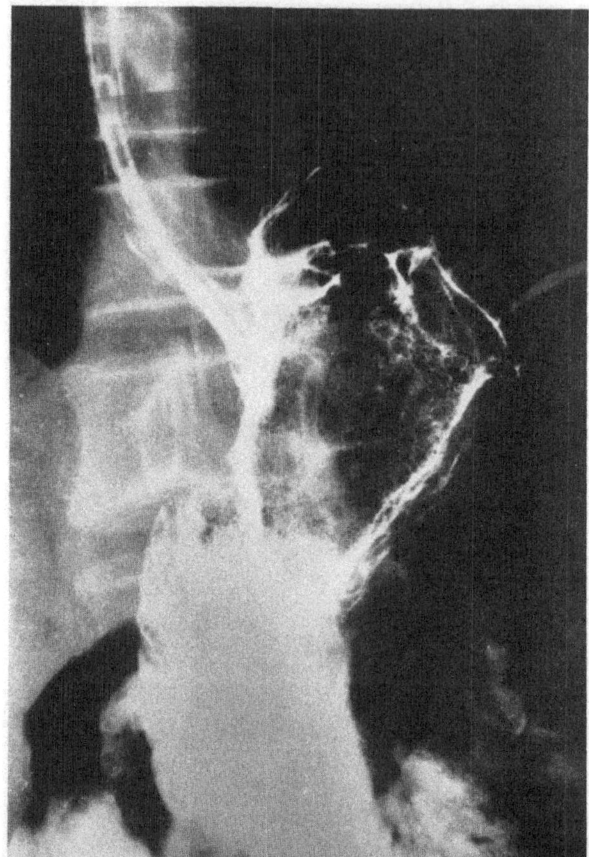

Abb. 2a,b. Magenstumpfkarzinom 24 Jahre nach Billroth-
II-Resektion. **a** Röntgendarstellung des Restmagens.
b Operationspräparat. Exophytisch wachsendes Magenstumpfkarzinom. Histologie:
Siegelringzellenkarzinom

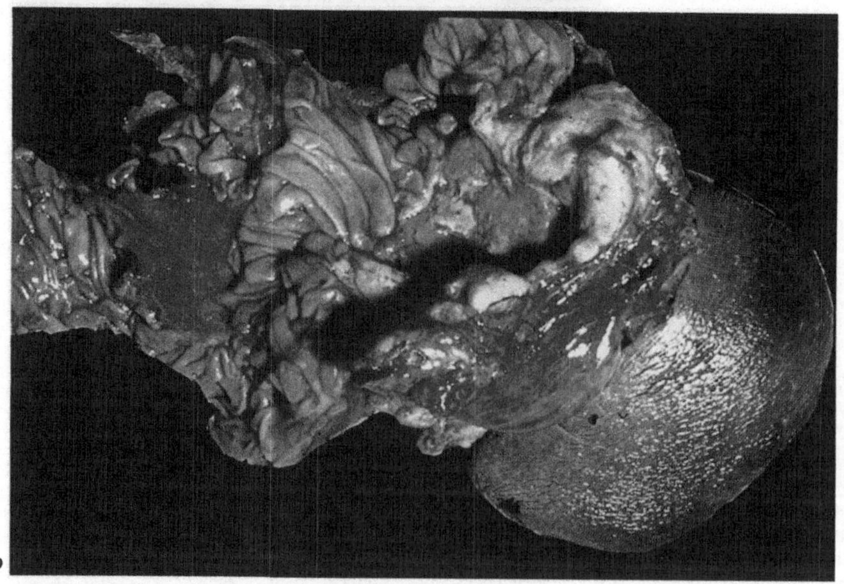

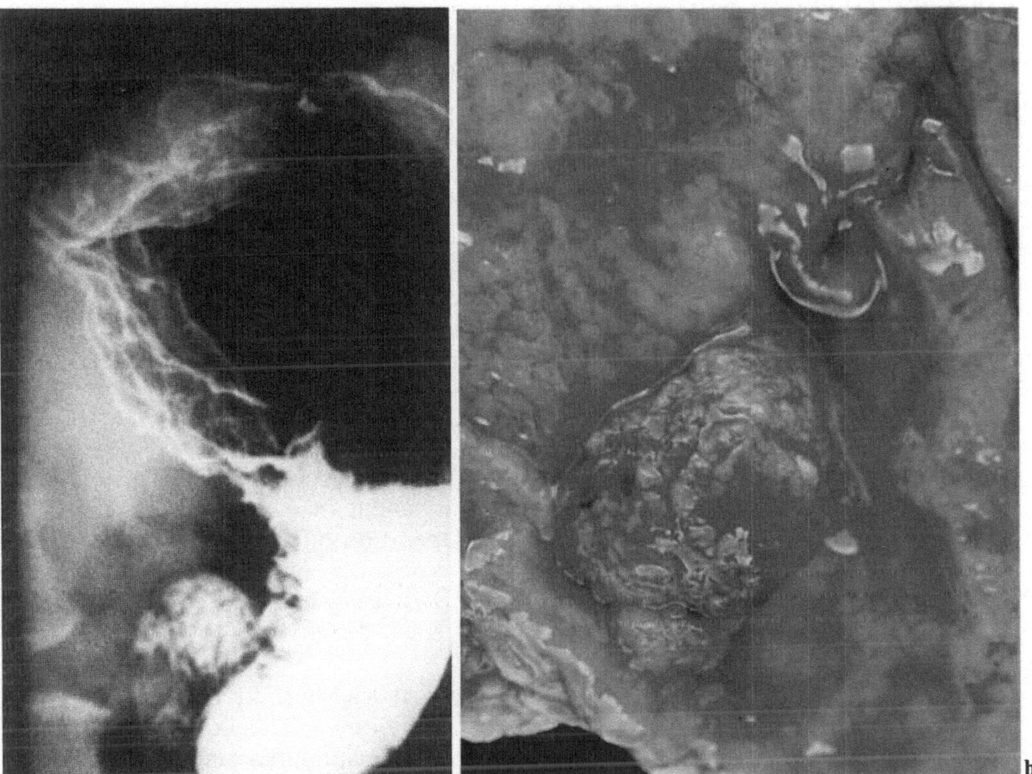

Abb. 3a,b. Magenstumpfkarzinom im Fundusbereich. **a** Röntgendarstellung des Restmagens. **b** Operationspräparat. Exophytisch wachsendes Magenstumpfkarzinom. Histologie: Siegelringzellenkarzinom

Die endoskopische Untersuchung des oberen Gastrointestinaltrakts stellt die Methode der Wahl dar. Durch die Endoskopie werden gezielte Biopsien ermöglicht und oft Frühkarzinome im Magenstumpf diagnostiziert.

Pathologische Anatomie

Makroskopische Befunde

Makroskopisch lassen sich infiltrative von exophytisch wachsenden Formen unterscheiden. Magenstumpfkarzinome werden in polypöse, ulzeropolypöse, scharf begrenzte, ulzerierte und unscharf begrenzte sowie in diffus infiltrierende Neubildungen eingeteilt.

Der Ausgangspunkt des Karzinoms im operierten Magen läßt sich oft nicht mehr ausmachen, da zum Zeitpunkt der Diagnose nahezu der gesamte Restmagen befallen ist (Tabelle 4).

Tabelle 4. Lokalisation der Magenstumpfkarzinome, eigenes Krankengut (Mai 1975
bis Sept. 1981), Chirurgische Universitätsklinik Bochum, Knappschaftskrankenhaus

Lokalisation	n
Anastomosenbereich	6
Kleine Kurvatur	3
Magenrest diffus	26
Kardia-Fornix	4
Gesamt	39

Übereinstimmend mit Morgenstern et al. (1973) konnten auch wir feststellen, daß die Tumorausbreitung im Magenstumpf die Anastomosenlinie nicht überschreitet und die Dünndarmschleimhaut intakt bleibt (Abb. 4). Frühkarzinome werden selten diagnostiziert. Im eigenen Krankengut (n = 39) konnten wir 4 Patienten im Stadium des Frühkarzinoms der Operation zuführen (Abb. 5 und 6).

Mikroskopische Befunde

Histologisch können im Magenstumpf alle Formen des Magenkrebses auftreten. Im eigenen Krankengut überwiegen die Adenokarzinome (Tabelle 5).

Innerhalb der letzten 6 Jahre haben wir 39 Magenstumpfkarzinome operiert (Tabelle 6).

Von den 4 operierten Frühkarzinomen nach Billroth-II-Resektion (Intervall 6–18 Monate) lebten bis 1981 3 Patienten (Beobachtungszeit 0,9–5,2 Jahre). Eine 74jährige Patientin mit einem Frühkarzinom nach Billroth-II-Resektion vor 18 Jahren verstarb an einem Herzmuskelinfarkt. Die überwiegende Zahl der Fälle wurde im fortgeschrittenen Stadium operiert (Tabelle 7).

Nur 13 Patienten überlebten bis jetzt, obwohl bei den meisten die Fünfjahresgrenze noch nicht erreicht ist, was die bekannt schlechte Prognose des Magenstumpfkarzinoms unterstreicht.

Chirurgische Behandlung

Nach Gütgemann u. Schreiber (1964) resultiert für die Praxis der chirurgischen Behandlung des Magenkarzinoms, den noch lokal begrenzten Tumor zu erfassen und ihn einer der Geschwulstausdehnung adäquaten, radikalen Resektion zuzuführen. Bei einem Krebs, der auf die Anastomose beschränkt ist, erlauben die Richtlinien des Onkologischen Arbeitskreises der Deutschen Gesellschaft für Chirurgie die Entfernung des tumortragenden Abschnitts samt entsprechendem Sicherheitsabstand, den benachbarten Lymphknoten, großem und kleinem Netz.

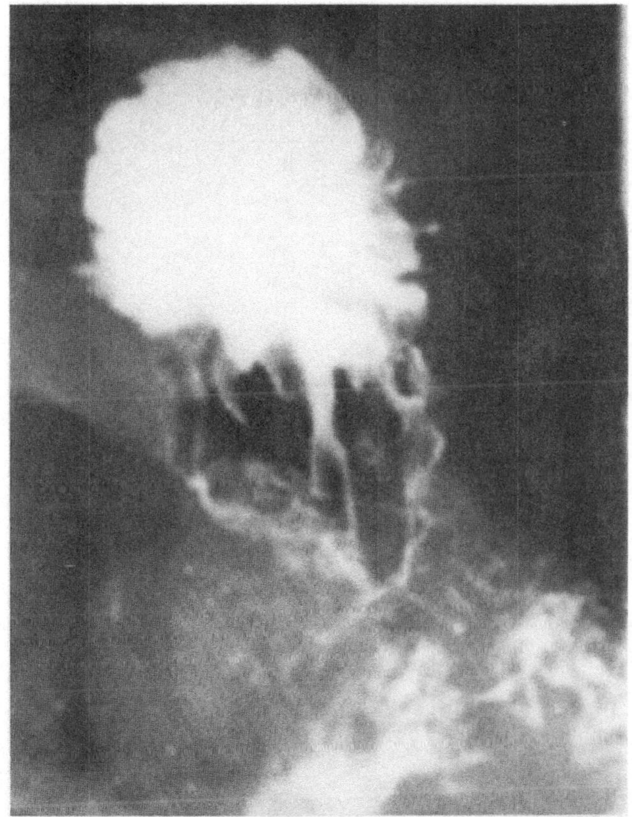

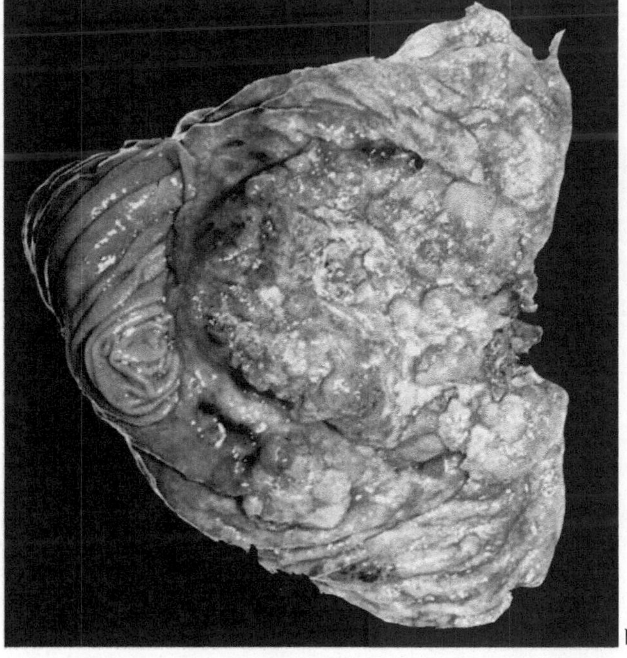

Abb. 4a, b. Magenstumpfkarzinom 28 Jahre nach
Billroth-II-Resektion.
a Röntgendarstellung des
Magenstumpfs. **b** Operationspräparat. Der Tumor
wächst im Anastomosen-
bereich. Die Dünndarm-
schleimhaut an der Anastomose ist makroskopisch
und histologisch frei von
Karzinom

Tabelle 5. Histologische Befunde bei 39 Magenstumpfkarzinomen. Chirurgische Universität Bochum, Knappschaftskrankenhaus

Histologische Befunde	n
Adenokarzinom	23
Siegelringzellenkarzinom	8
Solides Karzinom	3
Frühkarzinom	4
Malignes Lymphom	1
Gesamt	39

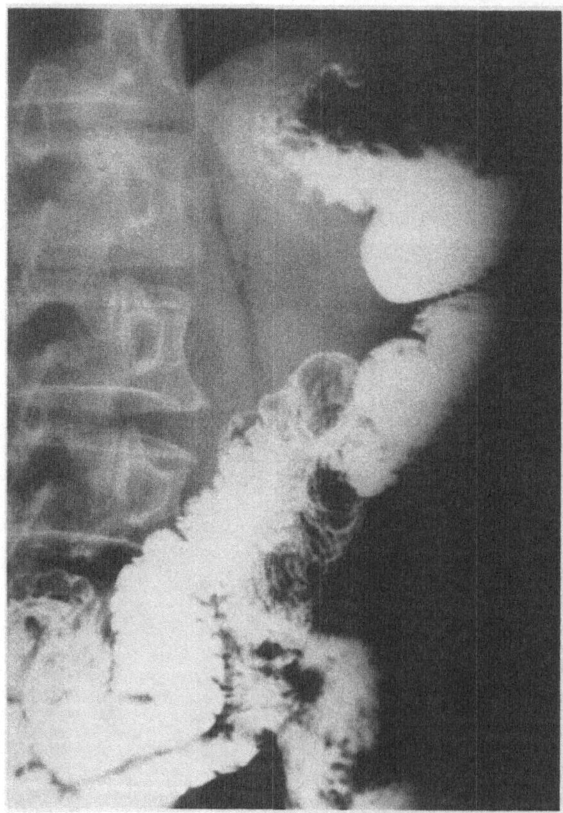

Abb. 5a–c. Magenfrühkarzinom im operierten Magen 12 Jahre nach Billroth-II-Resektion. **a** Röntgendarstellung des Magenstumpfs ohne Hinweis auf tumoröses Wachstum. Endoskopisch und bioptisch gesichertes Frühkarzinom.

Abb. 5b. Operationspräparat mit polypoiden Veränderungen an der Anastomose. **c** Histologie: Frühkarzinom. HE-Färbung, Vergr. 1:40

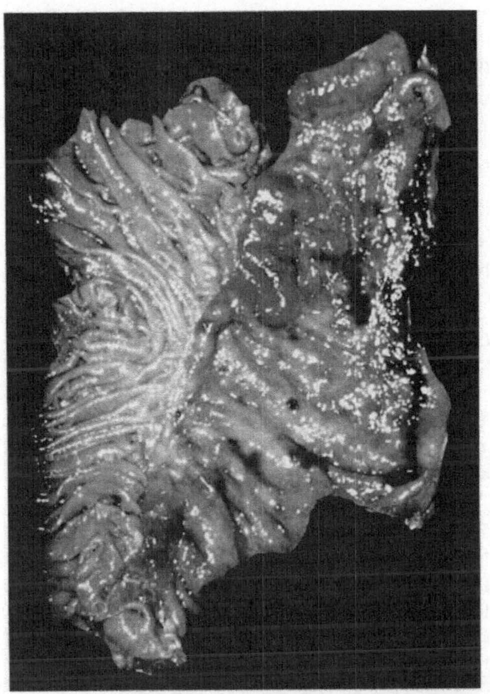

b

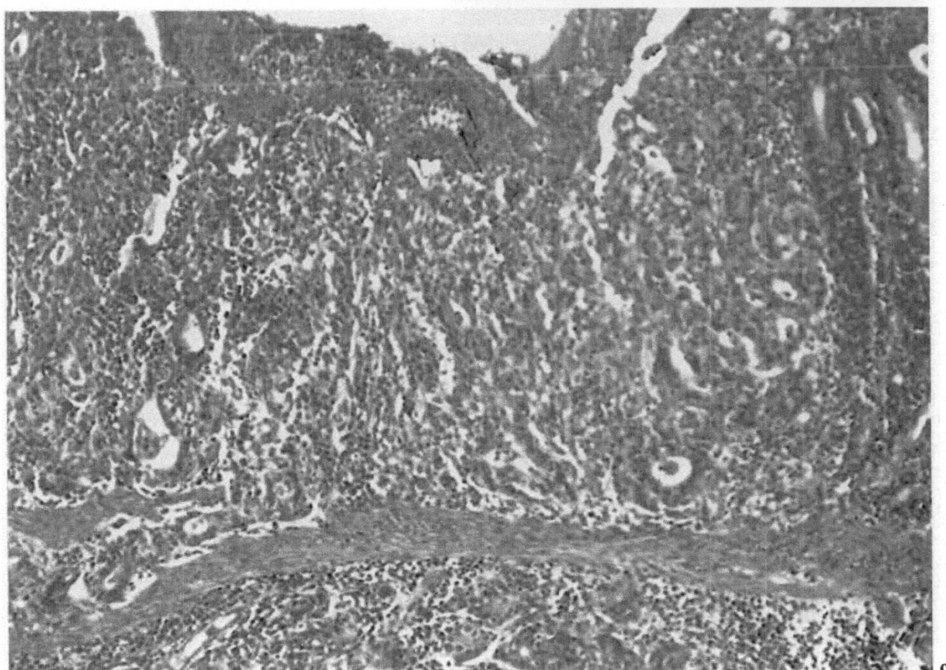

c

Tabelle 6. Auswertung von 39 Magenstumpfkarzinomen (1975–1981), Chirurgische Universitätsklinik Bochum, Knappschaftskrankenhaus. *P* palliativ (18,5 %), *N* Nachresektion (19,5 %), *G* Gastrektomie (30,0 %), *L* expl. Laparotomie (30,0 %)

Voroperation	n	Intervall (Jahre)	Operabilität nein	Operabilität ja	Operation	Bisher überlebt	Bisher gestorben
Billroth I	–	–	–	–	–	–	–
Billroth II, retrokolische Gastroenterostomie	35	6–25	12	23	6 P, 7 N, 10 G	12	23
Billroth II, antekolische Gastroenterostomie	4	12–23	1	3	3 G, 1 L	1	3
Gesamt	39	19,4	30 %	70 %			

Tabelle 7. Tumorstadieneinteilung (n = 39). Chirurgische Universitätsklinik Bochum, Knappschaftskrankenhaus

Stadium	TNM-Klassifikation	n
IA	$T_1N_0M_0$	4
IC	$T_3N_0M_0$	16
II	$T_4N_0M_0$	6
III	$T_{14}N_1M_0$	10
IV	$T_4\bar{N}_2M_1$	3

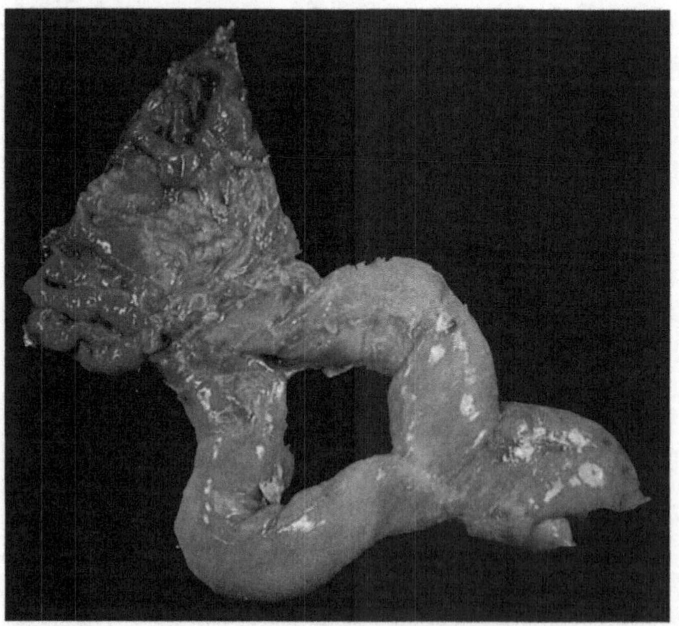

Abb. 6a–c. Magenfrühkarzinom 31 Jahre nach Billroth-II-Resektion mit antekolischer Gastroenterostomie und Fußpunktanastomose. **a** Operationspräparat eines endoskopisch und histologisch verifizierten Frühkarzinoms an der Anastomose.

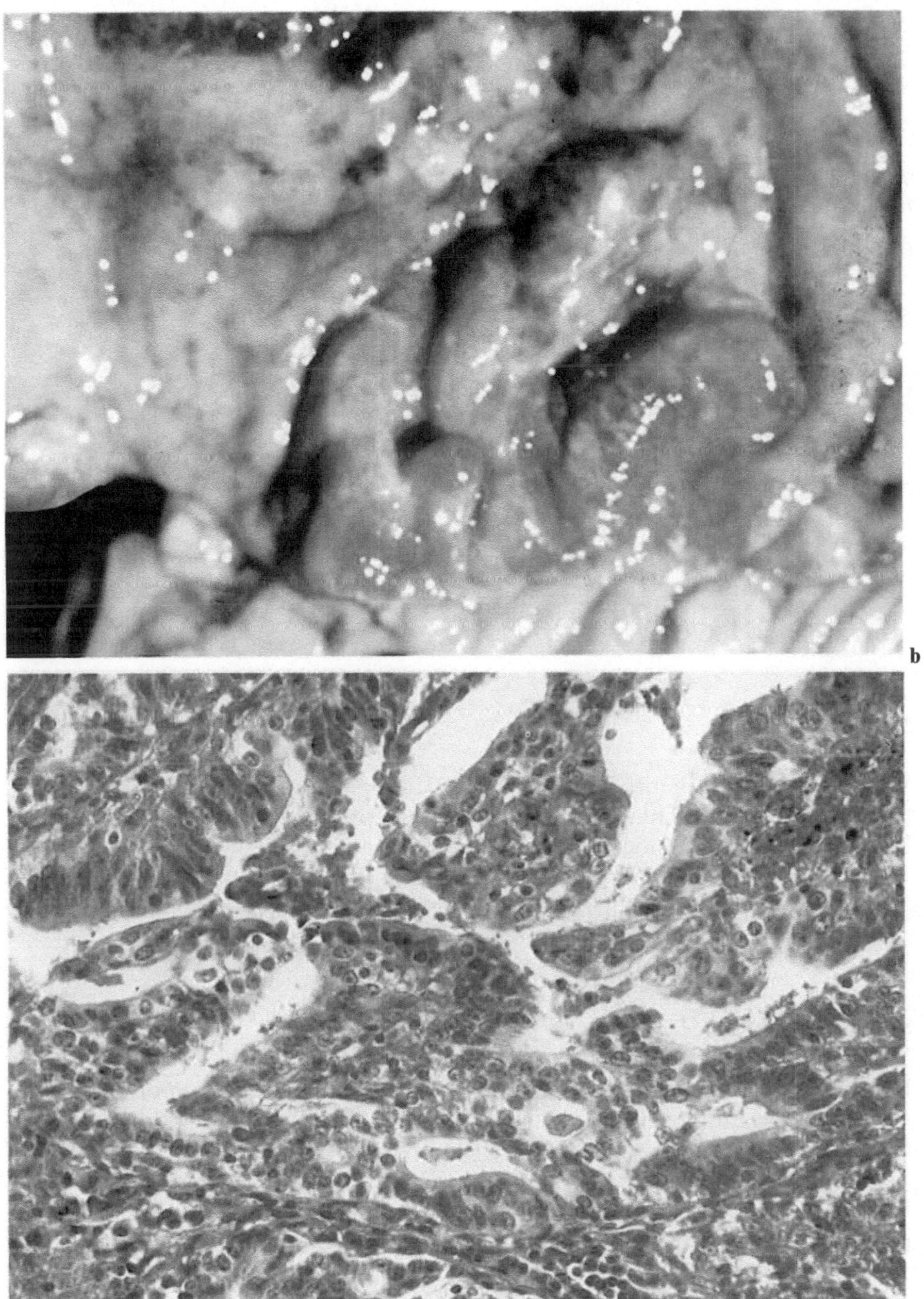

Abb. 6b. Makroskopische polypoide Veränderungen an der Nahtreihe zwischen Magen- und Dünndarmschleimhaut. **c** Histologie: Frühkarzinom; HE-Färbung, Vergr. 1:60

Der häufig große Restmagen läßt manchmal wie beim Anastomosenulkus die Wiederherstellung der gastroduodenalen Kontinuität, ggf. sogar ohne Interponat, zu (Tabelle 8).

Tabelle 8. Behandlungsmaßnahmen bei 39 Magenstumpfkarzinomen. Chirurgische Universitätsklinik Bochum, Knappschaftskrankenhaus

Operative Therapie	Patienten n
Subtotale Karzinomresektion	
Billroth II – Billroth I	5
Billroth II – Billroth II	2
Gastrektomie mit Ösophagojejunostomie und -plikation (Peiper	10
Gastrektomie mit Dünndarminterposition und -plikation (Schreiber)	3
Palliative Anastomose	6
Probelaparotomie	13

Operationstechnik

Nachresektion

Voraussetzungen: Ein diffus infiltrierendes Karzinom liegt nicht vor, Lymphknotenmetastasen sind nicht nachweisbar, zwischen proximalem Karzinomrand und Kardia liegt eine zumindest 8 cm breite Magenmanschette.

Die Wiederherstellung der Kontinuität des Verdauungsrohrs erfolgt entweder durch Umwandlung Billroth-II – Billroth-I mit oder ohne Dünndarminterposition oder durch eine Y-Anastomose nach Roux.

Stumpfgastrektomie

Penetrierende Magenstumpfkarzinome oder diffus wachsende Tumore erfordern fast immer die Entfernung des gesamten Magenstumpfs mit Resektion des penetrierenden Organs und Pankreatosplenektomie.

Wiederherstellung der Kontinuität: Wir streben die Wiederherstellung der Duodenalpassage an (Abb. 7); am besten eignet sich hierfür die Dünndarminterposition mit Jejunumplikatur nach Schreiber (1975).

Ist die Dünndarminterposition mit Wiederherstellung der Duodenalpassage technisch nicht möglich, wird die Ösophagojejunoplikation nach Siewert u. Peiper (1973) durchgeführt (Abb. 8).

Beide Verfahren ermöglichen die Schaffung eines Ersatzmagens mit Reservoirfunktion und verhindern einen Reflux aus diesem Reservoir in die Speiseröhre durch eine mechanische Klappe in Form der Ösophagojejunoplikation.

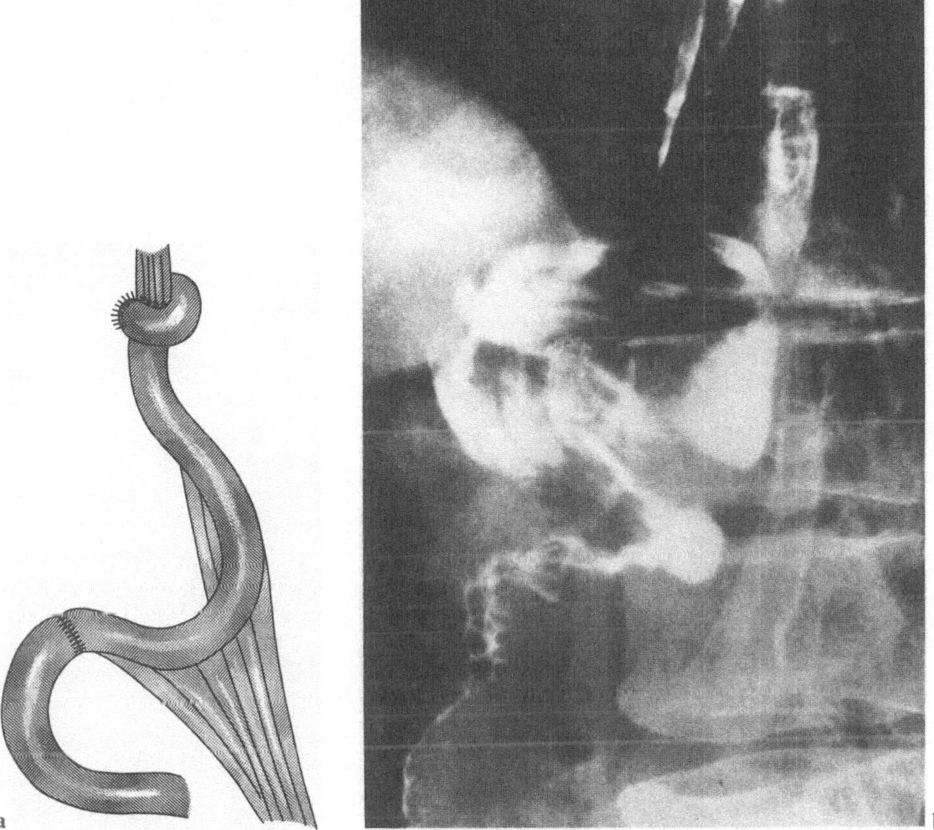

Abb. 7a, b. Reparation nach Stumpfgastrektomie. **a** Verfahren der Dünndarminterposition mit orthograder Duodenalpassage und Plikatur um den Ösophagus (nach Schreiber et al. 1975). **b** Röntgendarstellung nach Stumpfgastrektomie und Dünndarminterposition mit Jejunumplikatur um den Ösophagus

Schlußfolgerungen

Die erhöhte Karzinominzidenz im operierten Magen muß heute als bewiesen angesehen werden.

Die Ergebnisse von retrospektiven Studien zeigen, daß sich das Karzinom im operierten Magen bvorzugt in nach Billroth-II resezierten Mägen mit kurzer zuführender Schlinge entwickelt.

Die Prognose beim Magenstumpfkarzinom ist nach wie vor schlecht, da die Diagnose sehr spät gestellt wird.

Endoskopische Kontrollen bereits Magenresezierter sollten obligatorisch durchgeführt werden.

In der modernen Magenchirurgie sollten künftig mehr refluxverhindernde Anastomosetechniken angewendet werden.

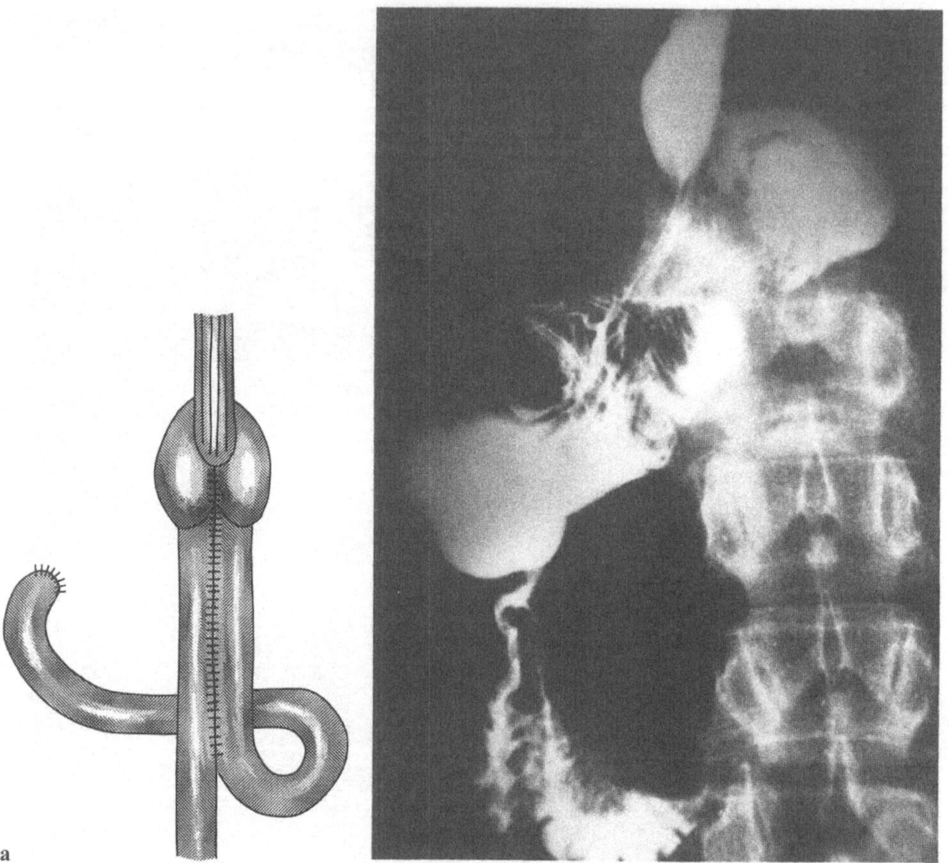

a

b

Abb. 8a, b. Wiederherstellung der Kontinuität nach Stumpfgastrektomie. **a** Reparation (nach Siewert u. Peiper 1973). Ösophagojejunostomie mit Plikatur des Dünndarms um den Ösophagus. Ersatzmagen durch breit angelegte Enteroanastomose. **b** Postoperative Röntgendarstellung nach Stumpfgastrektomie und Reparation mit Jejunoplikation (nach Siewert u. Peiper)

Literatur

Becker HD (1981) Magenstumpfkarzinom. Allgöwer M, Harder F, Hollender LF et al. (Hrsg) Chirurgische Gastroenterologie, Bd 1. Springer, Berlin Heidelberg New York, S 514
Becker V (1969) Pathologische Anatomie des resezierten Magens. In: Magenoperation und Magenoperierter. W. de Gruyter, Berlin
Dahm K, Werner B (1975) Das Karzinom im operierten Magen. Thieme, Stuttgart
Dahm K, Eiche R, Werner B, Kozuschek W (1976) Gastroenterale Anastomosen und Carcinom im operierten Magen. Chirurg 47:494
Grieser G, Schmidt H (1964) Statistische Erhebungen über die Häufigkeit des Karzinoms nach Magenoperation wegen eines Geschwürleidens. Med Welt 15:1836

Gütgemann A, Schreiber HW (1964) Das Magen- und Kardiakarzinom. Enke, Stuttgart, S 69
Helsingen N, Hillestadt L (1956) Cancer developement in the gastric stump after partial gastrectomy for ulcer. Am Surg 143, 173
Hilbe G, Salzer GM, Hussl H, Kutschera H (1968) Die Carcinomgefährdung des Resektionsmagens. Langenbecks Arch Chir 323:142
Kühlmayer R, Rokitansky O (1954) Das Magenstumpfcarcinom als Spätproblem der Ulcuschirurgie. Langenbecks Arch Chir 278:361
Linn J (1976) Das Karzinom im operierten Magen. Katamnestische Untersuchung von 350 Fällen der Chirurgischen Universitätsklinik Bonn. Dissertation, Universität Bonn
Rumpf P, Schacht U, Palomba K, Kremer K, Schmitz H, Borchard F (1978) Chemisch induzierte Karzinomgenese des Rattenmagens nach Vagotomie und Resektion. Z Gastroenterol 16:85
Schreiber HW, Eichfuß H, Farthmann P, Eckert P (1975) Oesophagojejunostomie. Langenbecks Arch Chir 338:159
Siewert HR, Peiper JJ, Jeunewein HM, Waldeck F (1973) Die Oesophago-Jejunoplicatio. Chirurg 44:115

Zur Differentialdiagnose des Magenkarzinoms

W. Haarmann, H. Bittscheidt, W. Kozuschek, R. Bohnsack und W. Kuhlo

Das Magenkarzinom ist in vielen Ländern noch heute die häufigste Krebserkrankung. In den letzten 20 Jahren ist in der ganzen Welt ein deutlicher Rückgang des Magenkarzinoms zu verzeichnen, in einzelnen Ländern um mehr als die Hälfte.

Die häufigsten bösartigen Magentumoren sind die Adenokarzinome mit unterschiedlicher Ausprägung drüsiger Wachstumsformen (tubulär, alveolär, papillär) mit oder ohne ausgeprägte Schleimbildung (Siegelringzellen). Oft handelt es sich auch um ein solides Karzinom mit überwiegender Bindegewebsbildung, welches auch als szirrhöses Karzinom bezeichnet wird. Diese unterschiedlichen Typen der Adenokarzinome machen insgesamt 95 % sämtlicher gut- und bösartiger Magentumoren aus.

Der häufigste gutartige Magentumor ist der *Polyp,* der z. B. in Japan bei Reihenuntersuchungen mit einer Häufigkeit von 0,2–1,2 % gefunden wird. Er ist in der Regel asymptomatisch, kann sich jedoch durch Blutung oder bei Lokalisation an der Kardia oder im Pylorus durch eine Passagebehinderung bemerkbar machen. Die einzige sichere diagnostische Abklärung ist die Abtragung des Polypen mittels einer endoskopischen Schlingenbiopsie.

Weitere gutartige Tumore sind *Lipome, Hamartome, Leiomyome, Hämangiome, Schwannome* und die *Neurinome.* Aus unserem eigenen Krankengut der letzten 7 Jahre kennen wir 2 Magenneurinome.

Kasuistik

Im 1. Fall handelte es sich um einen 60jährigen Mann, der wegen eines tastbaren Oberbauchtumors in Verbindung mit Völlegefühl und Übelkeit zur stationären Aufnahme kam. Anamnestisch war ein Teerstuhl seit mehreren Tagen bekannt. Die Röntgenuntersuchung des Magens zeigte einen Schleimhautdefekt an der kleinen Kurvatur (Abb. 1). Intraoperativ fand sich ein faustgroßer Korpus-Antrum-Tumor mit zentralem Zerfall. Es wurde eine subtotale Magenresektion mit Anastomosierung nach Billroth I durchgeführt. Der postoperative Verlauf war komplikationslos.

Beim 2. Fall handelte es sich um eine 69jährige Patientin mit untypischen Oberbauchbeschwerden seit 2 Monaten. Sie wurde vom niedergelassenen Internisten gastroskopiert. Dieser stellte die Diagnose eines Neurinoms, welche histologisch gesichert wurde (Abb. 2 und 3). Es wurde eine subtotale Magenresektion mit Anastomosierung nach Billroth I durchgeführt. Der postoperative Verlauf war komplikationslos. Die Entlassung erfolgte nach 2 Wochen.

Weitere seltene gutartige Magentumoren sind die *Glomustumore* (Mizaushev 1981) und die *Karzinoide* (Kamiya 1981). Diese kommen primär häufiger im Dünndarm und in der Ileozäkalregion vor. Außerdem gibt es noch Schleimhauthyperplasien, die als Tumor imponieren und als *Pseudolymphome* bezeichnet werden.

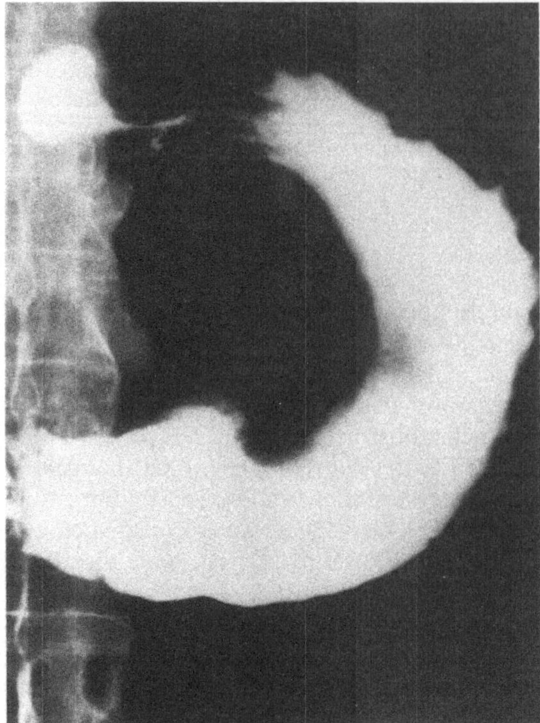

Abb. 1. Neurinom. Röntgenuntersuchung des Magens. Der Tumor sitzt kleinkurvaturseitig am Übergang von Korpus zum Antrum

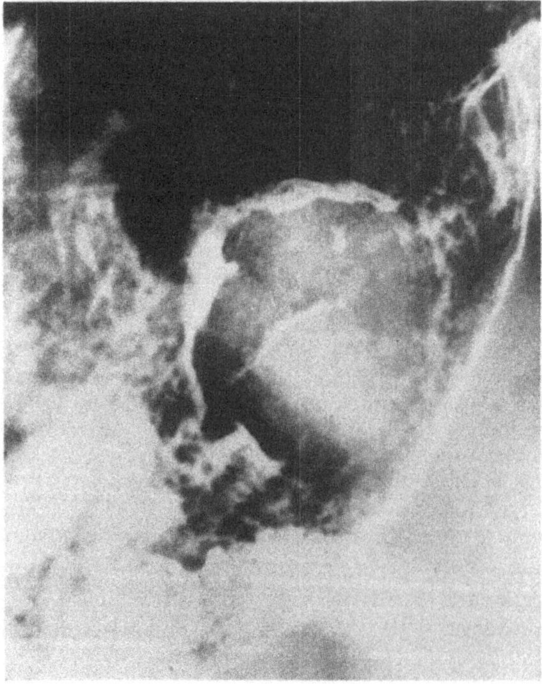

Abb. 2. Neurinom. Röntgenuntersuchung des Magens. Der Tumor sitzt großkurvaturseitig und an der Hinterwand des Magens und weist einen großen Schleimhautdefekt auf

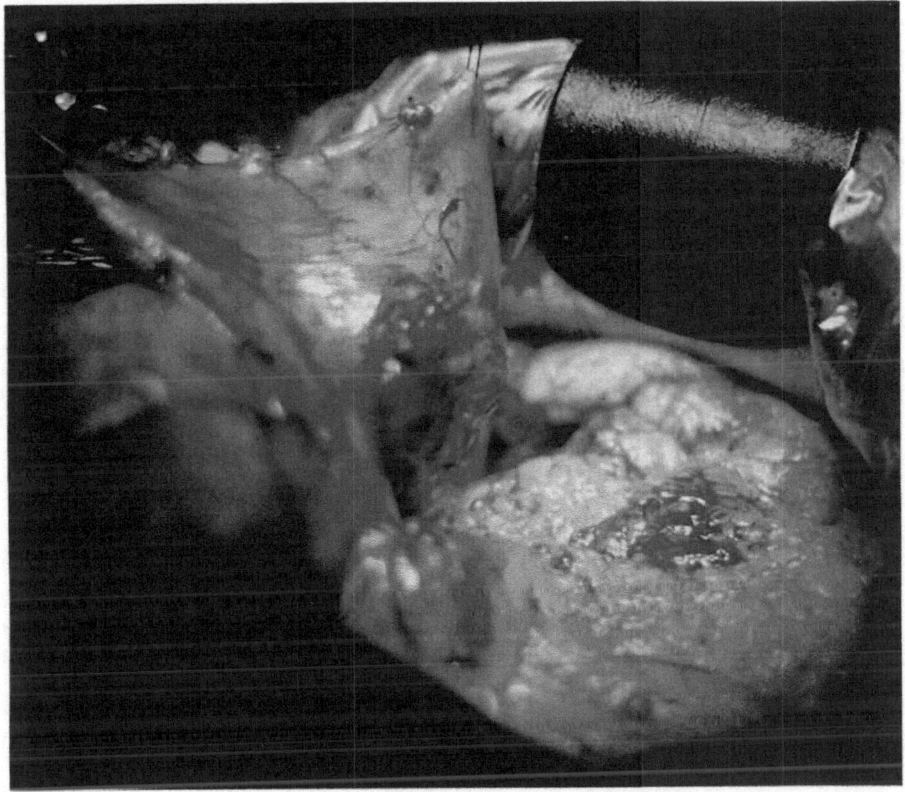

Abb. 3. Neurinom. Intraoperativer Situs nach Ablösen des Magens. Tumor an der Magenhinterwand mit Penetration in das Pankreas

Von diesen relativ gutartigen Tumoren sind die nichtepithelialen Malignome und die Systemerkrankungen mit Befall des Magens abzugrenzen. In diese Gruppe können etwa 4% aller Malignome des Magens eingeordnet werden. Allein 2–3% dieser Tumoren sind *Sarkome.* Von den Sarkomen des Verdauungstrakts sind 29% im Magen lokalisiert (Dörr). Sie liegen im Gegensatz zu den Magenkarzinomen am häufigsten an der großen Kurvatur im Fundus. Sie wachsen entweder nach innen oder nach außen und auch flächenhaft intramural.

Histologisch unterschieden wird zwischen einem *Fibrosarkom* (Meyer et al. 1981), einem *Leiomyosarkom,* einem *neurogenen Sarkom* und einem *Karzinosarkom* (Delavierre 1981). Darüber hinaus gibt es noch die früher als Lymphosarkome bezeichneten Magentumoren, die heute jedoch als *Non-Hodgkin-Lymphome* bezeichnet werden und bereits klassifiziert worden sind (Lennert 1974). Der primäre extranodale Organbefall ist nicht nur auf den Magen begrenzt. So finden sich in unserem Krankengut Non-Hodgkin-Lymphome mit Befall der Ileozäkalregion, der Appendix, der Gallenblase und des Dünndarms. Zwei Patienten mit primärem Befall des Magen sollen kasuistisch vorgestellt werden.

Kasuistik

Eine 35jährige Patientin wurde 2 Jahre lang durch den Hausarzt wegen nachgewiesener Ulcera ventriculi und duodeni konservativ behandelt. Die jetzige Einweisung erfolgte wegen eines tastbaren Oberbauchtumors mit einem Hb von 6,5 g% bei der Aufnahme. Die Röntgenuntersuchung ergab einen großen Magentumor mit infiltrativem Wachstum, im Antrum lokalisiert (Abb. 4 und 5). Intraoperativ fand sich ein großer distaler Magentumor mit Ulzeration (Abb. 6). Die Schnellschnittdiagnose eines Lymphknotens aus dem großen Netz ergab den Verdacht auf ein Lymphom, ein anaplastisches Karzinom konnte jedoch nicht ausgeschlossen werden. Es erfolgte eine Gastrektomie unter Mitnahme des großen und kleinen Netzes mit Splenektomie. Die histologische Untersuchung des Resektats ergab ein lymphoblastisches Non-Hodgkin-Lymphom ohne Milzbefall. Der postoperative Heilungsverlauf war zufriedenstellend, es wurde eine zytostatische Nachbehandlung durchgeführt.

Im 2. Fall handelt es sich um einen 29 Jahre alten Mann mit zunehmender Dysphagie, Oberbauchschmerz und einer Gewichtsabnahme von 10 kg in den letzten 3 Monaten. Endoskopisch wurde eine komplette Stenosierung der Kardia festgestellt, eine Passage war nicht möglich. Operativ wurde eine abdominothorakale Kardiaresektion mit Gastrektomie und Splenektomie durchgeführt. Die histologische Untersuchung ergab ein lymphoblastisches Non-Hodgkin-Lymphom. Der postoperative Heilungsverlauf war komplikationslos.

Beim Non-Hodgkin-Lymphom ist es häufig intraoperativ nicht einfach, makroskopisch die Diagnose zu stellen. Manchmal sind Schnellschnittuntersuchungen intraoperativ ebenfalls nicht aussagespezifisch genug. Die Diagnose eines Non-Hodgkin-Lymphoms ist gegenüber einem Magenkarzinom insofern günstiger, da es bezüglich der Nachbehandlung einschließlich zytostatischer und strah-

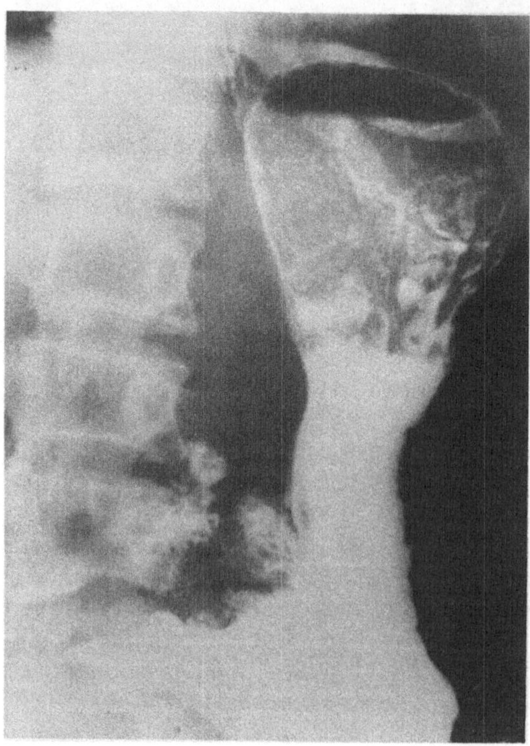

Abb. 4. Non-Hodgkin-Lymphom. Röntgenaufnahme des Magens. Großer Magen mit Schleimhautkonturunterbrechungen im Antrum

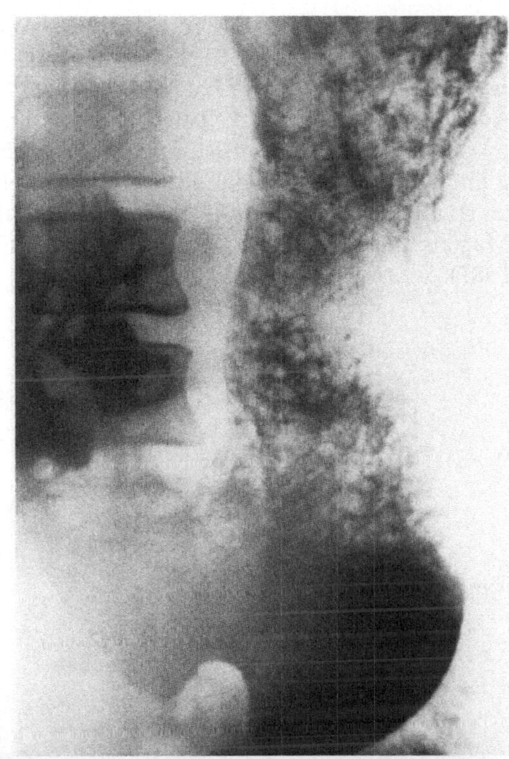

Abb. 5. Non-Hodgkin-Lymphom. Röntgenaufnahme des Magens. Wie Abb. 4 im Doppelkontrast

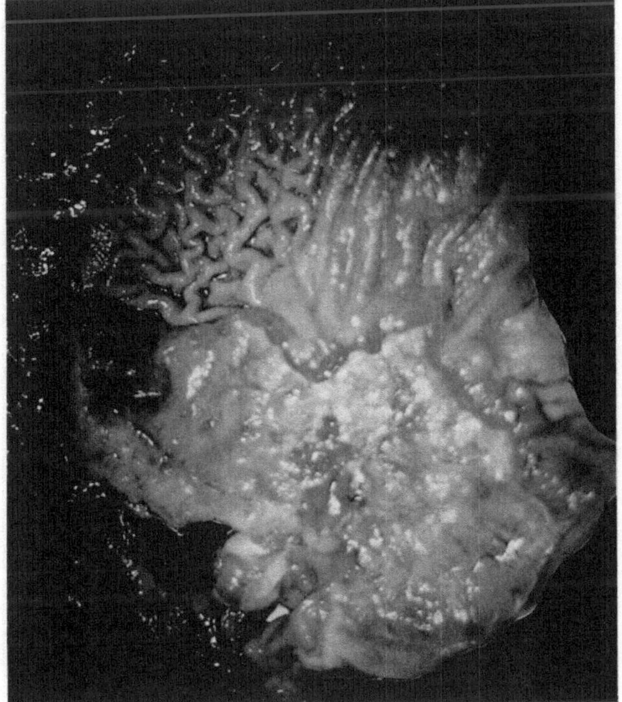

Abb. 6. Non-Hodgkin-Lymphom. Intraoperativer Situs. Großer zerfallender Magentumor mit gesunder Magenkorpusschleimhaut im oberen Bildteil

lentherapeutischer Verfahren bessere Behandlungsmöglichkeiten gibt (Brittinger et al. 1980; Jamieson 1981; Schmidt et al. 1980). In der Literatur gibt es sogar einen Fall, daß sich aus einem Non-Hodgkin-Lymphom des Magens noch ein Adenokarzinom entwickelt hat (Sellin et al. 1980).

Davon abzugrenzen ist der *M. Hodgkin* des Magens, der ebenfalls bessere therapeutische Nachbehandlungsmöglichkeiten im Vergleich zum Karzinom bietet (Höffken et al. 1973). Ganz selten kann aber auch einmal eine *Amyloidose* des Magens auftreten. Dieser Fall ist uns jedoch nur aus der Literatur bekannt (Ihasz 1981).

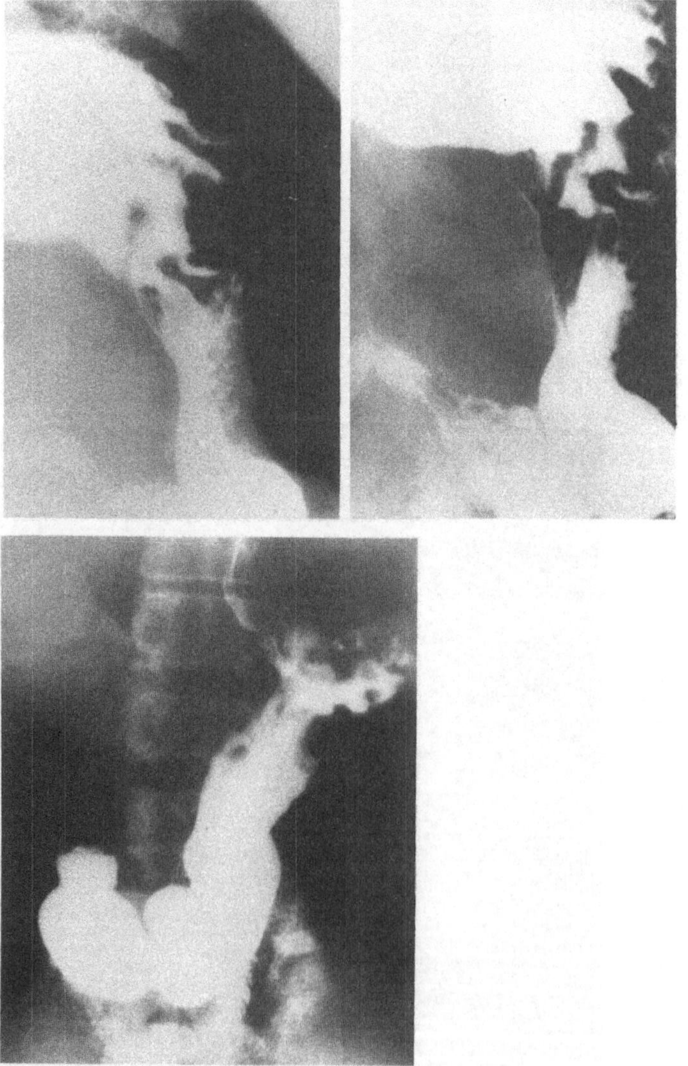

Abb. 7. M. Ménétrier. Röntgenuntersuchung des Magens. Hochsitzender Magentumor; M. Ménétrier histologisch gesichert

Darüber hinaus gibt es noch einige Erkrankungen, die man zu den Präkanzerosen zählen muß. Dazu gehört zum einen der *M. Ménétrier*, der makroskopisch als Schleimhauthyperplasie des Magens imponiert. Im Gegensatz zu der „glandulären Hyperplasie", wie z. B. das Ulcus duodeni oder das Zollinger-Ellison-Syndrom, handelt es sich beim M. Ménétrier um eine „foveoläre Hyperplasie", die zur Hypoproteinämie führen kann. Diese Riesenfalten sind bis zu 10 mm breit und 30 mm hoch und können deshalb oft radiologisch diagnostiziert werden (Abb. 7). Häufig kann jedoch durch die Röntgenuntersuchung ein Karzinom nicht ausgeschlossen werden, so daß auch trotz negativer Biopsie bei einer Gastroskopie eine Probelaparotomie mit Gastrotomie, besonders bei Therapieresistenz, in Betracht kommt.

Zu den Präkanzerosen muß auch die *Polyposis* des Magens gezählt werden. Das Vorkommen einzelner Polypen ist, wie bereits oben erwähnt, in der Regel gutartig.

In der Hälfte aller Fälle treten diese Polypen jedoch multipel auf bis zur Entwicklung einer Polyposis ventriculi (Abb. 8), die wiederum mit einer Polyposis coli einhergehen kann. Besonders Polypen mit einer Größe von über 2 cm neigen zur karzinomatösen Veränderung. Bei einem disseminierten Befall sollte eine Resektion des betreffenden Magenabschnitts durchgeführt werden, um histologisch ein Karzinom ausschließen zu können.

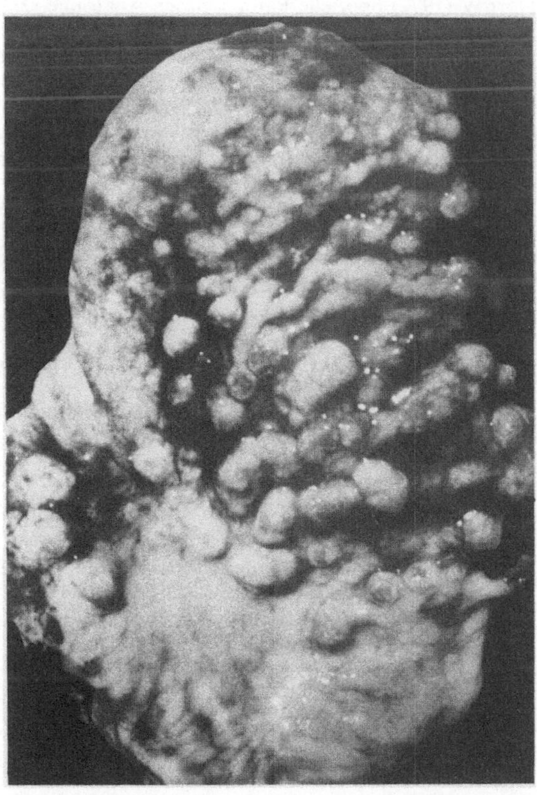

Abb. 8. Polyposis des Magens

Weitere Präkanzerosen sind die *perniziöse Anämie,* hervorgerufen durch Vitamin-B$_{12}$-Mangel und die fortgeschrittene *Atrophie* der Magenschleimhaut im bereits operierten Magen. Die Entwicklung der Magenstumpfkarzinome nach Magenresektion wegen eines primären gutartigen Leidens tritt besonders häufig in nach Billroth-II resezierten Mägen auf, besonders dann, wenn die zuführende Schlinge kurz ist oder auf das Anlegen einer Fußpunktanastomose verzichtet wurde.

Anhand dieser Ausführungen wird gezeigt, daß es neben der in 95 % gesicherten Diagnose eines Magenkarzinoms noch viele weitere, jedoch seltener auftretende tumoröse Veränderungen gibt. Diese sollten wegen einer Semimalignität nach Diagnosestellung regelmäßig kontrolliert und ggf. operativ angegangen werden, da es sich in vielen Fällen um präkanzerotische Veränderungen handelt.

Literatur

Bertani M (1981) Antral stenosis caused by gastric haemangioma. Minerva Chir 35:1283–1286
Brittinger G, Musshoff K, Bremer K, Meusers P (1980) Grundlagen und allg. Probleme der Therapie der Non-Hodgkin-Lymphome. Internist 21:493–501
Delavierre P (1981) Carcinosarcoma of the stomach. Semin Hop Paris 57:641–645
Dörr W (1972) Spezielle Pathologische Anatomie. 2. Bd., 1. Teil. Springer, Berlin Heidelberg New York
Haffner E (1978) Praktische Gastroenterologie. Thieme, Stuttgart
Höffken K, Hornung G, Bruntsch U, Becker G, Schmidt CG (1973) Therapie der Lymphogranulomatose des Magens. Dtsch Med Wochenschr 98:148–152
Ihasz M (1981) Gastric amyloidosis simulating a malignant tumor. Orv Hetil 122:958–960
Jamieson NV (1981) Gastric lymphomsarising in two patients with renal allografts. Transplantation 31:224–225
Kamiya T (1981) Gastric carcinoid associated with hypergastricaemia diagnosed by endoscopy. Nippon Shokakibyo Gakkai Zasshi 78:254–259
Mattingly SS et al. (1981) Pseudolymphoma of the stomach – A diagnostic and therapeutic dilemma. Arch Surg 116:25–29
Meyer HJ et al. (1981) Indikation und Behandlung bei nichtepithelialen primären Malignomen des Magens. Onkologie 3:168–172
Mizaushev BA (1981) Benign glomus tumor of the stomach simulating a pancreatic cyst. Klin Chir 5:69–70
Palestio G et al. (1977) Primary gastric lymphoid proliferations: Immunological criteria to distinguish gastric lymphoma from reaction hyperplasia. Oncology 34:164–167
Pillary G et al. (1980) Upper gastrointestinal bleeding secondary to invasive desmoid tumor. NY State J Med 1961–1963
Schmid V, Gloor F, Schildknecht O (1980) Das maligne Nicht-Hodgkin-Lymphom des Magens. Dtsch Med Wochenschr 105:1147–1152
Seifert E (1981) Mesenchymale Tumore des Magens und Duodenums. Schweiz Rundschau Med (PRAXIS) 70:1356–1362
Sellin J et al. (1980) Gastric adenocarcinoma following gastric lymphoma. Cancer 45:996–1000
Szaroszyk J (1980) Case of gastric leiomyoma causing temporary pyloric obstruction. Wiad Lek 33:1733–1735

Sialinsäurehistochemie – neue Möglichkeiten zur Früherkennung des Magenkarzinoms in der pathologischen Routinediagnostik

R. W. Veh, S. Dürscheidt, D. Meessen, H. D. Kuntz und B. May

Einleitung

Trotz rückläufiger Tendenz gehört das Magenkarzinom noch immer zu den häufigsten malignen Erkrankungen des Menschen. Die Fünfjahresüberlebensrate eines fortgeschrittenen Magenkarzinoms wird mit etwa 10 % angegeben; ist der Tumor zum Zeitpunkt der Diagnosestellung jedoch noch auf die Mukosa bzw. Submukosa beschränkt, so erhöht sie sich nach Alterskorrektur auf 80–100 % (Elster et al. 1980). Eine kurative Behandlung des Magenkarzinoms ist daher offensichtlich nur dann möglich, wenn der Tumor im Stadium des Frühkarzinoms erkannt, oder besser noch, wenn die Diagnose im Stadium der beginnenden Entartung gestellt und der „Risikopatient" bioptisch überwacht wird.

Als Gewebsveränderung, die die Gefahr einer malignen Entartung der Magenschleimhaut in sich bergen könnte, wird seit langem die intestinale Metaplasie diskutiert (Järvi u. Laurén 1951). Ob aber ein metaplastisch verändertes Schleimhautareal möglicherweise noch als reaktiver Prozeß aufgefaßt werden kann oder schon als Ausdruck einer blastomatösen Transformation aufgefaßt werden muß, läßt sich allein mit morphologischen Methoden häufig nicht entscheiden. Aus neueren histochemischen Arbeiten ist jedoch bekannt, daß in Mägen, die wegen eines Karzinoms vom intestinalen Typ reseziert worden waren, fast regelmäßig metaplastische Areale gefunden werden, deren Becherzellen einen Schleim mit hohem Gehalt an Sulfatgruppen und 9-O-azylierten Sialinsäuren, also eine Art von Dickdarmschleim produzieren. Bei intestinalen Metaplasien von Patienten mit benignen Magenkrankheiten wird dagegen in der überwiegenden Mehrzahl aller Fälle ein dem Dünndarmschleim ähnliches Sekret gebildet (Tegelgjærg u. Nielsen 1978).

Aus diesen Ergebnissen könnte gefolgert werden, daß Patienten mit einer intestinalen Metaplasie vom Kolontyp ein erhöhtes Karzinomrisiko tragen. Dann müßte aber erwartet werden, daß im Biopsiematerial nicht vorselektierter Patienten mit intestinaler Metaplasie der Duodenumtyp weitaus überwiegt. Dies konnte von uns vor kurzem tatsächlich bestätigt werden (Meessen et al. 1983). Für die eventuelle Überwachung dieser Patienten mit Hilfe regelmäßig durchgeführter Kontrollbiopsien sind vereinfachte und optimierte histochemische Methoden erforderlich. Ziel der vorliegenden Arbeit war es daher, die zum Nachweis von unsubstituierten (mPAS-Reaktion) wie von 9-O-Azyl-substituierten (mPAB/KOH/mPAS-Reaktion) Sialinsäuren erforderlichen histochemischen Reaktionen

zu optimieren und auf Anwendbarkeit im pathologischen Routinelabor hin zu
überprüfen.

Optimierung der mPAS-Reaktion

Die Sialinsäurespezifität der mPAS-Reaktion (mPAS = *m*ild *p*eroiodic *a*cid
*S*chiff) beruht auf der spezifischen Oxydation der glycerinartigen Seitenkette des
Sialinsäuremoleküls (Veh 1979). Die OH-Gruppen dieser Seitenkette können
aufgrund ihrer Beweglichkeit durch gepufferte Perjodatlösung wesentlich leichter
oxidiert werden als die relativ fest in den Pyranosering eingespannten OH-
Gruppen anderer Zucker (Abb. 1). Um diesen Unterschied optimal in Reaktions-

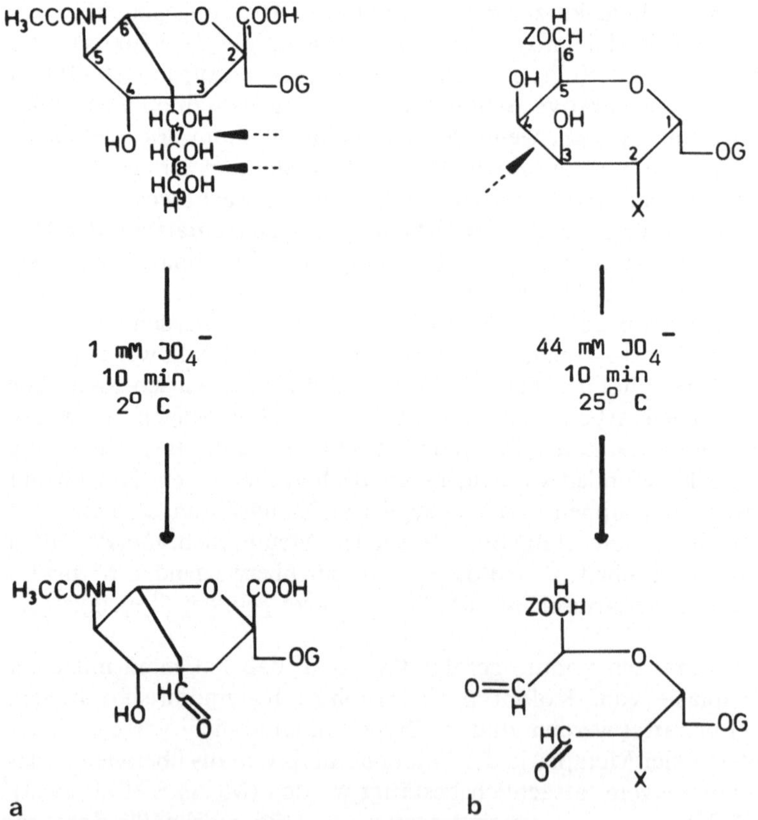

Abb. 1 a, b. Vergleich zwischen mPAS- (a) und PAS-Reaktion (b). Die glyzerinartige Seitenkette
(C-7–C-9) des Sialinsäuremoleküls kann aufgrund ihrer Beweglichkeit mit Perjodsäure unter
wesentlich milderen Bedingungen oxidiert werden (mPAS-Reaktion), als das bei den relativ fest
in den Pyranosering eingespannten OH-Gruppen anderer Zucker möglich ist (PAS-Reaktion).
G, X, Z eventuelle Substituenten

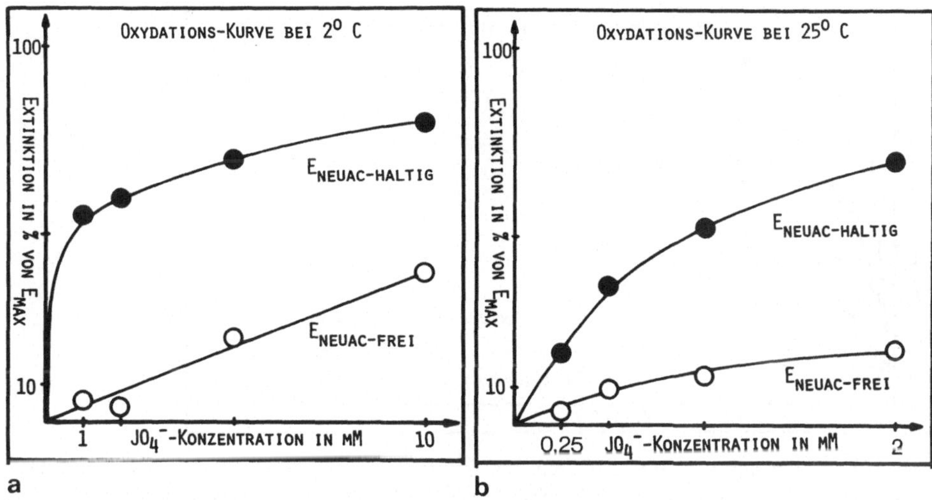

a   b

Abb. 2a,b. Vergleich verschiedener Oxydationstemperaturen (**a** 2 °C, **b** 25 °C). Die mikroskopphotometrisch bestimmte histochemische Farbausbeute ist gegen die Perjodatkonzentration aufgetragen. Der Extinktionsunterschied zwischen den sialinsäurehaltigen Organen ($E_{NeuAc-haltig}$; Glandula submandibularis, Rind; Kolon, Mensch; *volle Kreise*) und den sialinsäurefreien Organen ($E_{NeuAc-frei}$; Magen, Mensch; Brunner-Drüsen, Mensch; *leere Kreise*) bei möglichst geringer „unspezifischer" Färbung der sialinsäurefreien Organe ist bei einer Oxydationstemperatur von 2 °C deutlich größer. (Aus Veh, in Vorbereitung)

spezifität umzusetzen, wurde die histochemische Farbausbeute in Abhängigkeit von der Perjodatkonzentration bei 2 verschiedenen Temperaturen mikroskopphotometrisch bestimmt. Dabei wurden jeweils sialinsäurehaltige Organe (Glandula submandibularis, Rind; Kolon, Mensch) nach Entfernung der O-Azylsubstituenten durch alkalische Hydrolyse mit sialinsäurefreien Organen (Magen, Mensch; Brunner-Drüsen, Mensch) verglichen. Bei beiden Reaktionstemperaturen zeigen sich deutliche, sialinsäureabhängige Extinktionsunterschiede (Abb. 2). Diese sind bei einer Oxydationstemperatur von 2 °C und einer Perjodatkonzentration von 1–2 mM offensichtlich am größten, so daß es nicht möglich ist, die niedrige Reaktionstemperatur durch eine Verringerung der Perjodatkonzentration gleichwertig zu ersetzen.

Weiterhin kann die Spezifität der mPAS-Reaktion noch durch eine optimierte Reaktionszeit im Schiff-Reagenz erhöht werden. Anhand der Differenzkurve ($E_{NeuAc-haltig}$–$E_{NeuAc-frei}$) ist leicht ersichtlich, daß der Unterschied zwischen sialinsäurehaltigen und sialinsäurefreien Muzinen nach 15 min Reaktionszeit am deutlichsten ist (Abb. 3).

Mit der so optimierten mPAS-Reaktion gelangen sowohl die unsubstituierten (einschließlich der am C-Atom 4 substituierten) als auch die an C-7 substituierten Sialinsäuren zur Darstellung (Abb. 4). Die hohe Spezifität der mPAS-Reaktion läßt sich besonders gut am Beispiel des Duodenums demonstrieren. Während in der PAS-Reaktion sowohl die Becherzellen als auch der Bürstensaum der Enterozyten und die Brunner-Drüsen sichtbar werden, bleiben Bürstensaum und Brunner-Drüsen in der mPAS-Reaktion negativ (Abb. 5).

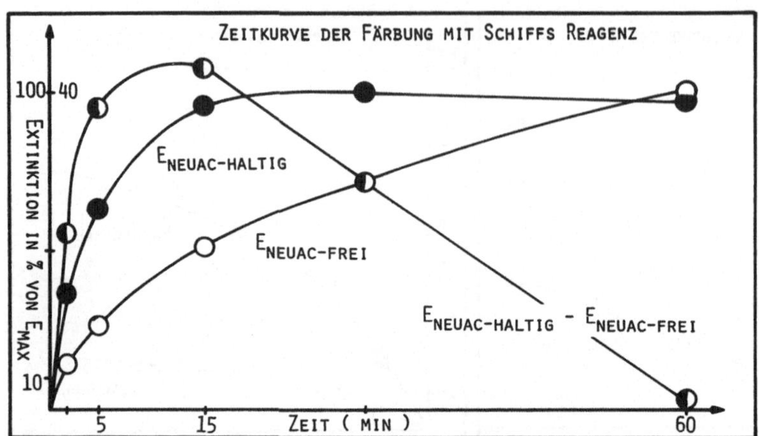

Abb. 3. Optimierung der Reaktionszeit im Schiff-Reagenz. Wie aus der Differenzkurve ($E_{NeuAc\text{-}haltig} - E_{NeuAc\text{-}frei}$; *halb gefüllte Kreise*) ersichtlich, liegt die optimale Reaktionszeit bei etwa 15 min. Weitere Erläuterungen s. Abb.2. (Aus Veh, in Vorbereitung)

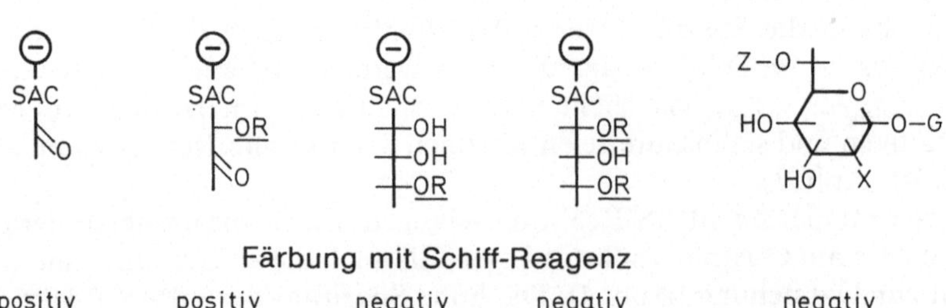

Abb. 4. Verhalten unterschiedlich substituierter Sialinsäuren sowie anderer, PAS-positiver Monosaccharide in der mPAS-Reaktion. Der Pyranosering des Sialinsäuremoleküls (*SAC*) kann an C-4 noch einen Acylsubstituenten enthalten. In der mPAS-Reaktion sind nur Sialinsäuren mit un- oder C-7-substituierter Seitenketten positiv. (Veh 1979)

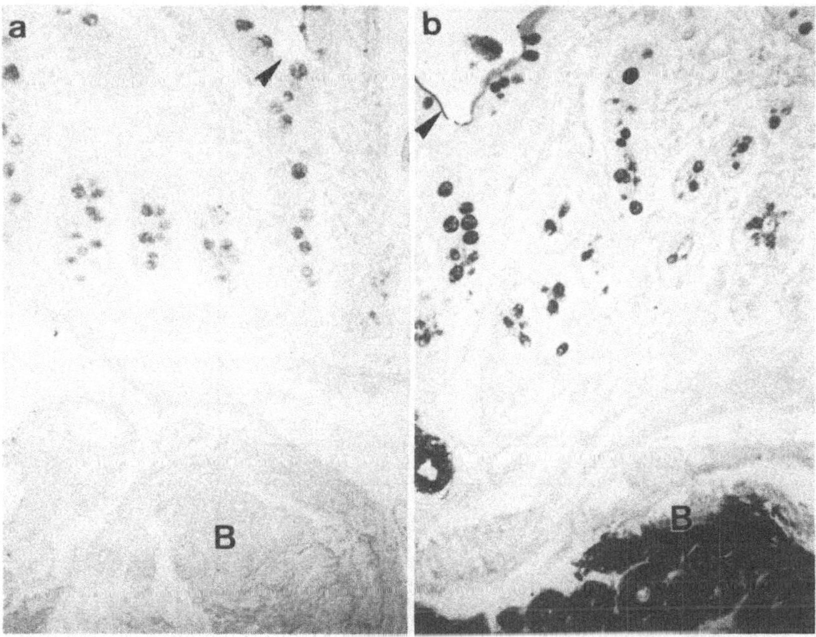

Abb. 5 a, b. Vergleich zwischen optimierter mPAS-Reaktion (a) und klassischer PAS-Reaktion (b). Während in der PAS-Reaktion sowohl die Becherzellen wie der Bürstensaum der Enterozyten (*Pfeilspitze*) und die Brunner-Drüsen (*B*) dargestellt werden, bleiben Bürstensaum und Brunner-Drüsen (beide sialinsäurefrei) in der mPAS-Reaktion negativ. (Duodenumbiopsie, Mensch)

Optimierung der mPAB/KOH/mPAS-Reaktion

Zur spezifischen Darstellung der 9-O-Azyl-substituierten und 7,9-di-O-Azyl-substituierten Sialinsäuren muß die mPAS-Reaktivität der un- und C-7-substituierten Sialinsäuren zunächst blockiert werden. Dies gelingt durch quantitative Oxydation mit Perjodat (jetzt in 10 mM Konzentration, da mitreagierende Monosaccharide ja auch blockiert werden!) und anschließende Reduktion der entstandenen Aldehydgruppen mit Natriumborhydrid. Während Reduktionen mit Borhydrid in der bisherigen histochemischen Praxis umständlich und zeitaufwendig waren (Reid et al. 1973), läßt sich diese Reaktion in unseren Händen durch die Verwendung von 70 % Äthanol als Lösungsmittel stark vereinfachen. Wie aus Abb. 6 a ersichtlich, ist unter diesen Bedingungen die Darstellbarkeit der Sialinsäurealdehyde bereits nach 2 min quantitativ blockiert. Vergleicht man weiterhin die Zeitabhängigkeit der 10-mM-Perjodat-Oxydation bei sialinsäurehaltigen und -freien Muzinen, so zeigt sich, daß die perjodatoxydierbaren Sialinsäuren bereits nach 5 min quantitativ reagiert haben (Abb. 6 b). Die Reaktivität der unterschiedlich substituierten Sialinsäuren sowie anderer, PAS-positiver Monosaccharide ist in Abb. 7 zusammengestellt.

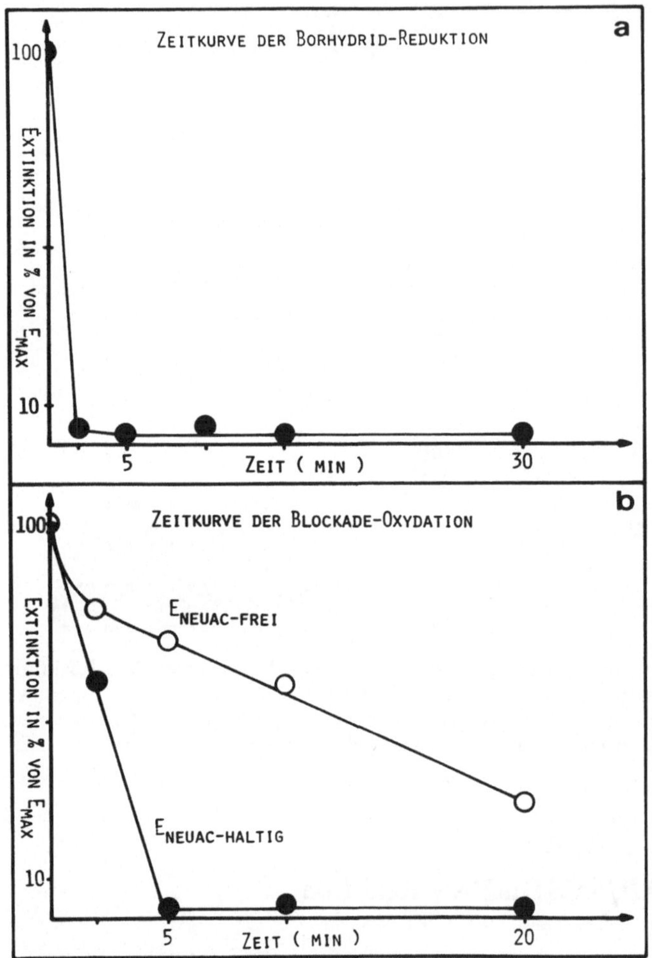

Abb. 6a,b. Optimierung der mPAB/KOH/mPAS-Reaktion. Blockade der durch Perjodat-oxydation erzeugten Sialinsäurealdehyde durch 0,1 % Natriumborhydrid in 70 % Äthanol. Die Darstellbarkeit der Aldehyde mit Schiff-Reagenz ist bereits nach 2 min vollständig blockiert (**a**). Auch bei der vorausgehenden Blockadeoxydation mit 10 mM Perjodsäure (**b**) haben die oxydier-baren Sialinsäuren nach 5 min quantitativ reagiert. (Aus Veh, in Vorbereitung)

Optimierung der mPA/PD/AB-Reaktion

Obwohl die mPAB/KOH/mPAS-Reaktion für die spezifische Darstellung von 9-O-Azyl-substituierten und 7,9-di-O-Azyl-substituierten Sialinsäuren optimal geeignet ist, erscheint die technische Durchführung für manches pathologische Labor zu aufwendig. Aus diesem Grund wurde von uns kürzlich die mPA/PD/

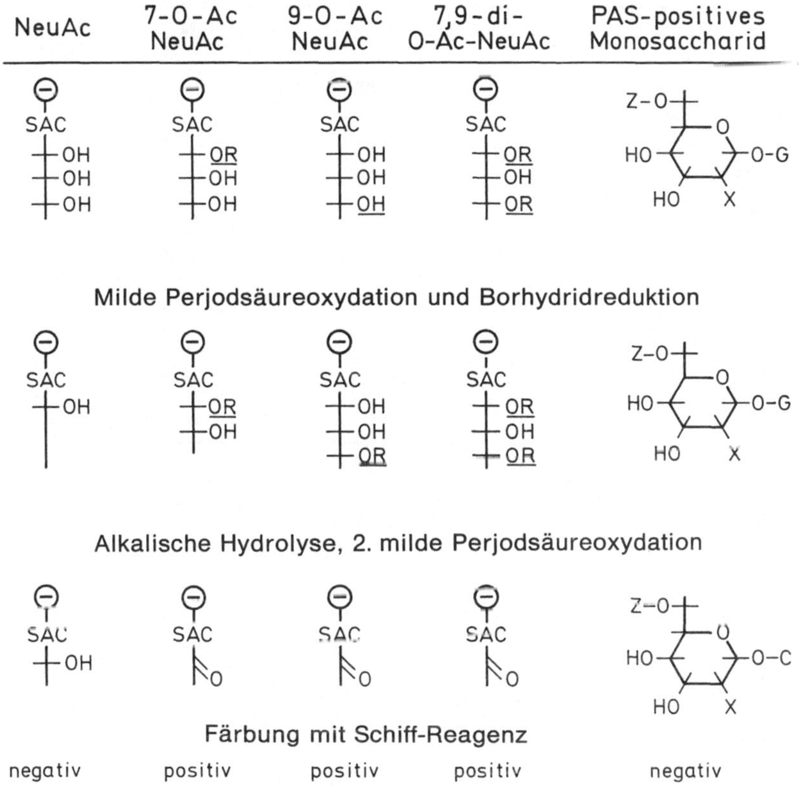

Abb. 7. Verhalten unterschiedlich substituierter Sialinsäuren sowie anderer, PAS-positiver Monosaccharide in der mPAB/KOH/mPAS-Reaktion. Sialinsäuren mit unsubstituierter Seitenkette sind negativ, alle anderen werden dargestellt. (Veh 1979)

AB-Reaktion entwickelt (Veh et al. 1982), die gleichfalls zum Nachweis von Sialinsäuren mit C-9-substituierter Seitenkette geeignet ist. Diese Reaktion beruht darauf, daß die nach milder Perjodatoxydation entstandenen Aldehydgruppen zur Einführung von N,N-Dimethyl-m-phenylendiamin benutzt werden. Dadurch wird die Färbbarkeit der mPAS-positiven Sialinsäuren mit Alzianblau bei pH 2,5 blockiert, während die C-9-substituierten Sialinsäuren selektiv zur Darstellung gelangen. Auch bei dieser Reaktion ließen sich noch einige Reaktionsparameter optimieren. So erwies sich für die Färbung mit Alzianblau eine Reaktionszeit von 5 min, für die Blockade mit N,N-Dimethyl-m-phenylendiamin eine Reaktionszeit von 60 min als völlig ausreichend (Abb. 8). Das Verhalten der unterschiedlich substituierten Sialinsäuren sowie das sulfatierter Monosaccharide in dieser Reaktionsfolge ist in Abb. 9 zusammengestellt.

Bei dieser Reaktionsfolge ist jedoch zu bedenken, daß mit Alzianblau bei pH 2,5 auch Sulfatgruppen reagieren können. Die mPA/PD/AB-Reaktion per se ist also noch nicht für 9-O-Azyl-Sialinsäuren spezifisch. Erst wenn die entsprechende Kontrollreaktion, bei der die O-Azyl-Substituenten zuvor durch alkalische Hy-

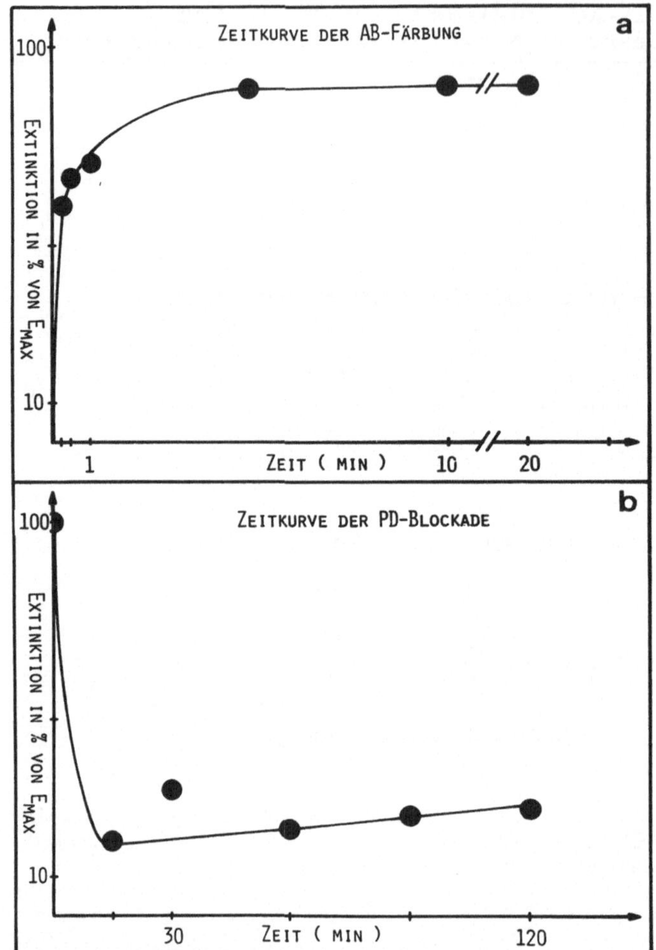

Abb. 8 a, b. Optimierung der mPA/PD/AB-Reaktion. Für die Färbung von Sialinsäuren mit Alzianblau bei pH 2,5 (*AB*) ist eine Reaktionszeit von 5 min ausreichend (**a**). Die Bildung der Schiff-Base (**b**) aus Sialinsäurealdehyd und N,N-Dimethyl-m-Phenylendiamin (*PD*) benötigt dagegen etwa 60 min. (Aus Veh, in Vorbereitung)

drolyse entfernt wurden (KOH/mPA/PD/AB-Reaktion), negativ ausfällt, ist der Nachweis gesichert. Da dies jedoch bei Biopsiematerial der Magenschleimhaut in der weitaus überwiegenden Zahl der Präparate der Fall ist, ist die mPA/PD/AB-Reaktion zum Nachweis von Sialinsäuren mit 9-O-Azyl-Substituenten in der pathologischen Routine durchaus geeignet.

Die Anwendung der Färbung mit Alzianblau bei pH 2,5 sowie der mPA/PD/AB-Reaktion zur Unterscheidung zwischen intestinalen Metaplasien des Magens vom Duodenum- und vom Kolontyp ist in Abb. 10 dargestellt. Während mit Alzianblau bei beiden Biopsien die Becherzellen dargestellt sind (Abb. 10a und c) bleiben sie beim Duodenumtyp in der mPA/PD/AB-Reaktion negativ (Abb.

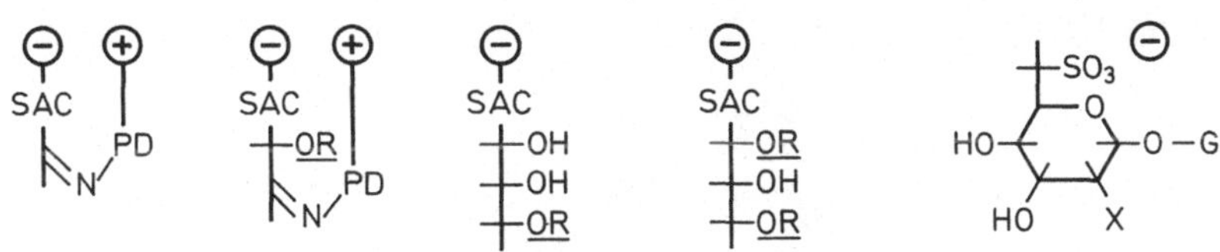

Milde Perjodsäureoxydation
Schiff-Base mit N,N-Dimethyl-m-phenylendiamin

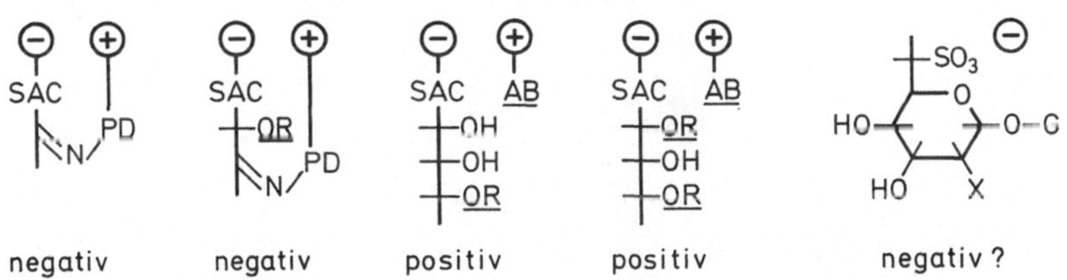

Färbung mit Alzianblau bei pH 2,5

Abb. 9. Verhalten unterschiedlich substituierter Sialinsäuren sowie sulfatierter Monosaccharide in der mPA/PD/AB-Reaktion. Die Darstellbarkeit un- oder nur C-7-substituierter Sialinsäuren mit Alzianblau ist durch das eingeführte N,N-Dimethyl-m-Phenylendiamin (*PD*) blockiert. Nur C-9-substituierte Sialinsäuren sind positiv. Die Reaktivität sulfatierter Monosaccharide mit Alzianblau bei pH 2,5 muß in einer Kontrollreaktion überprüft werden. (Veh 1979)

10b). Beim Kolontyp (Abb. 10d) dagegen sind die Sialinsäuremoleküle in den Becherzellen durch ihre O-Azylsubstituenten gegen die Blockade mit N,N-Dimethyl-m-phenylendiamin geschützt, so daß sie weiterhin positiv reagieren.

Diskussion

Spezifische sialinsäure-histochemische Methoden sind in der pathologischen Literatur bisher nicht bekannt. 9-O-Azyl-Sialinsäuren können jedoch mit der sog. PB/KOH/PAS-Reaktion (Culling et al. 1976) zumindest mit Einschränkungen nachgewiesen werden. Da diese Reaktionsfolge aber keinen sialinsäurespezifi-

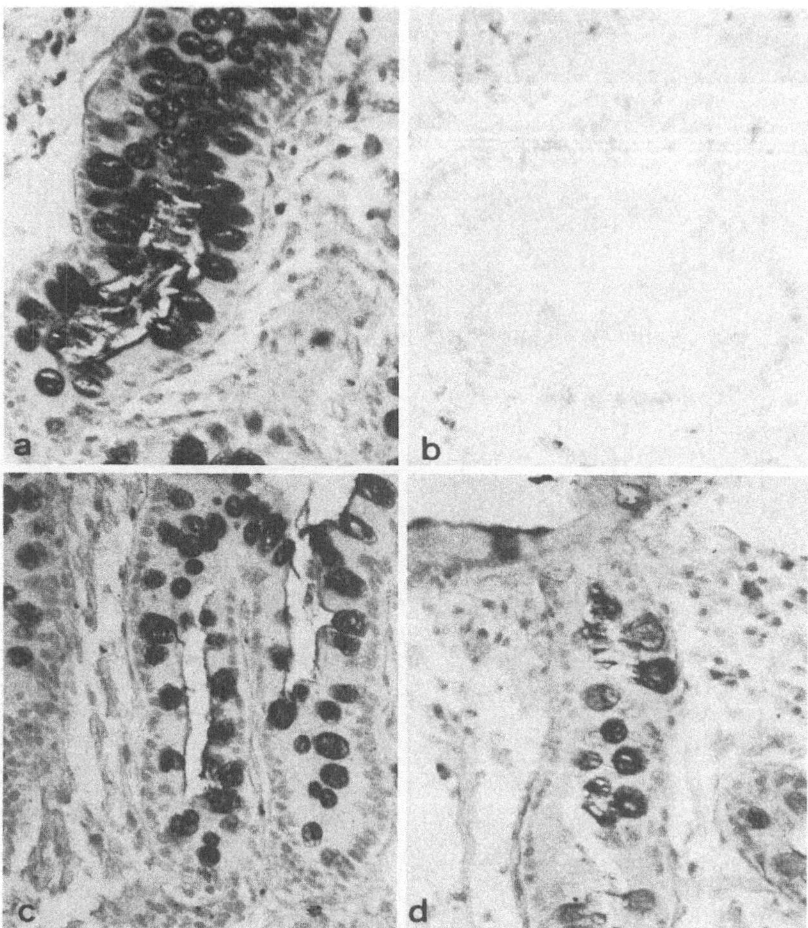

Abb. 10 a–d. Histochemischer Vergleich Intestinaler Metaplasien des Magens vom Duodenum-
und vom Kolontyp. Beim Duodenumtyp enthalten die Becherzellen Sialinsäuren mit unsubstituierter Seitenkette. Sie reagieren mit Alzianblau bei pH 2,5 (**a**), werden aber durch die Perjodat/
Phenylendiaminsequenz (s. Tabelle 3) blockiert (**b**). Beim Kolontyp bleibt die Färbbarkeit mit
Alzianblau (**c**) trotz Blockadereaktion erhalten (**d**)

schen Oxydationsschritt enthält, erlaubt sie weder die direkte Darstellung unsubstituierter Sialinsäuren, noch, das Verhältnis von unsubstituierten zu 9-O-azyl-
substituierten Sialinsäuren zu erfassen.

Für die Zuordnung des Becherzellschleims zum Duodenum- oder Kolontyp
ist aber gerade dieses Verhältnis ausschlaggebend. Kürzlich wurde von unserer
Gruppe gezeigt, daß 9-O-Azyl-Salsäuren auch schon im unteren Dünndarm
nachweisbar sind (Meessen et al. 1983). In diesem Darmabschnitt war ihr relativer Anteil aber deutlich geringer als der der unsubstituierten Salsäuren. Für das
Vorliegen einer intestinalen Metaplasie vom Kolontyp wurde daher ein relativer
Anteil von mehr als der Hälfte der Gesamtsialinsäuren als 9-O-Azyl-Derivate

sowie ein deutlich positiver Sulfatnachweis als Kriterium gefordert. Unter dieser Voraussetzung konnte gezeigt werden, daß der Kolontyp der intestinalen Metaplasie im Routinebiopsicmatcrial nur selten zu finden ist. Da er jedoch in Mägen, die wegen eines Karzinoms vom intestinalen Typ reseziert wurden, weitaus zu überwiegen scheint, muß in Betracht gezogen werden, daß Patienten mit dieser Form der intestinalen Metaplasie als besonders karzinomgefährdet anzusehen sind.

Unseres Erachtens ist daher eine routinemäßige histochemische Analyse von Biopsiepräparaten mit intestinaler Metaplasie der Magenschleimhaut zu erwägen. Die in dieser Arbeit vorgestellte, technisch einfache und zeitlich wenig aufwendige mPA/PD/AB-Reaktion kann in Kombination mit der AB-Reaktion dem Pathologen diese Aufgabe wesentlich erleichtern. Patienten mit intestinaler Metaplasie vom Kolontyp könnten in regelmäßigen Abständen überwacht werden. Ein entstehendes Karzinom würde dann möglicherweise bei einer größeren Anzahl von Patienten in einem so frühen Stadium erfaßt, daß von der notwendigen Operation ein kurativer Effekt erwartet werden kann.

Literatur

Culling CFA, Reid PE, Dunn WL (1976) A new histochemical method for the identification and visualization of both side chain acylated and nonacylated sialid acids. J Histochem Cytochem 24:1225–1230

Elster K, Wild A, Thomaski A (1980) Prognose des Magenfrühkarzinoms. Dtsch Med Wochenschr 105:949–953

Järvi O, Laurén P (1951) On the role of heterotopias of the intestinal epithelium in the pathogenesis of gastric cancer. Acta Pathol Mircrobiol Scand 29:26–49

Meessen D, Veh RW, Kuntz HD, May B (1983) Histochemische Differentialdiagnose Intestinaler Metaplasien des Magens – Neue Sialinsäure-Färbungen. Leber Magen Darm 13:131–139

Reid PE, Culling CFA, Dunn WL (1973) Saponification-induced increase in the periodic acid-schiff reaction in the gastrointestinal tract. Mechanism and distribution of the reactive substance. J Histochem Cytochem 21:473–482

Teglbjærg PS, Nielsen HO (1978) „Small intestinal type" and „Colonic type" intestinal metaplasia of the human stomach, and their relationship to the histogenetic types of gastric adenocarcinoma. Acta Pathol Microbiol Scand 86:351–355

Veh RW (1979) Morphologische und histochemische Untersuchungen an der Glandula submandibularis des Hausrindes unter besonderer Berücksichtigung von unterschiedlich O-Acylsubstituierten N-Acylneuraminsäuren. Inaugural-Dissertation, Universität Bochum

Veh RW, Meessen D, Kuntz HD, May B (1982) Histochemical demonstration of side-chain substituted sialic acids. In: Malt RA, Williamson RCN (eds) Colonic carcinogenesis. Falk-Symposium 31. MIP Press, Lancaster, pp 355–365

Lektin- und Blutgruppenhistochemie der menschlichen Magenschleimhaut – mögliche Grundlage zur Frühdiagnostik entarteter Zellgruppen

D. MEESSEN, R. W. VEH, H. D. KUNTZ und B. MAY

Einleitung

Von der intestinalen Metaplasie des Magens her ist bekannt, daß die Histochemie Möglichkeiten zur Erarbeitung pathologischer Kriterien bietet, die sich mit morphologischen Methoden allein nicht erhalten lassen. So können mit kohlenhydrathistochemischen Methoden neben Sulfatgruppen auch unterschiedlich substituierte Sialinsäuren nachgewiesen werden, die z. B. beim Vorliegen einer intestinalen Metaplasie die Unterscheidung zwischen einem Duodenumtyp und einem Kolontyp ermöglichen (Meessen et al. 1983).

Im Zusammenhang mit der Pathogenese des Magenkarzinoms werden neben der intestinalen Metaplasie besonders dysplastische Veränderungen der Magenschleimhaut diskutiert. Gleichzeitig ist aber bekannt (Oehlert et al. 1975), daß auch Dysplasien vom Schweregrad III noch rückbildungsfähig sein können. Zum jetzigen Zeitpunkt ist daher die Frage, ob eine schwere Dysplasie noch als reaktiver Prozeß aufgefaßt werden kann oder ob sie als Präkanzerose bewertet werden muß, noch nicht endgültig entschieden.

Im Gegensatz zur Situation bei der intestinalen Metaplasie stehen jedoch zur Untersuchung von Dysplasien der Magenschleimhaut keine modernen histochemischen Methoden zur Verfügung, da der normale Magenschleim weder Sialinsäuren noch Sulfatgruppen, sondern fast nur neutrale Monosaccharide enthält (Sheahan u. Jervis 1976). Im folgenden wurde daher nach neuen Wegen gesucht, um über die klassische Kohlenhydrathistochemie hinaus differenziertere Information zunächst über die normale Schleimzusammensetzung der Mukosa des Magens zu gewinnen. Dabei ist zu berücksichtigen, daß bereits der normale Magenschleim in Abhängigkeit von AB0-Blutgruppe und Sekretorstatus des jeweiligen Patienten unterschiedliche Zusammensetzung aufweist. Die gesuchten Methoden sollten es also gestatten, an den Paraffinschnitten sowohl die AB0-Blutgruppe als auch den Sekretorstatus des Gewebedonators zu bestimmen. Gleichzeitig sollten sie es ermöglichen, diejenigen Monosaccharide, die mit den herkömmlichen Kohlenhydrat-histochemischen Methoden nicht spezifisch erfaßbar waren, gezielt darzustellen.

Blutgruppenhistochemie

Die Bestimmung der AB0-Blutgruppe ist mit kommerziellen Seren über die Technik der indirekten Immunfluoreszenz auch am Biopsiematerial ohne weiteres möglich, da selbst bei Nichtsekretoren die Blutgruppeneigenschaft an der Fluoreszenz der Erythrozyten in den Kapillaren abgelesen werden kann. Während mit dieser Methode bei Sekretoren sowohl Oberflächenschleimzellen als auch Nebenzellen positiv reagieren (Abb. 1), fällt die Reaktion bei Nichtsekretoren mit Anti-A, Anti-B, Anti-Le[b] sowie mit Ulex-europaeus-Agglutinin I („Anti-0") in den Oberflächenschleimzellen negativ aus. Bei den Nebenzellen bleiben die Reaktionen positiv, die Oberflächenzellen reagieren nur noch mit Anti-Le[a].

Bei der Mehrzahl der Patienten, die Sekretoren sind, lassen sich mit blutgruppenhistochemischen Methoden also keine zusätzlichen Kriterien finden, die z. B. die histochemische Unterscheidung zwischen Nebenzell- und Oberflächenschleim gestatten würden (Tabelle 1). Über den Vergleich mit den Erythrozyten in den

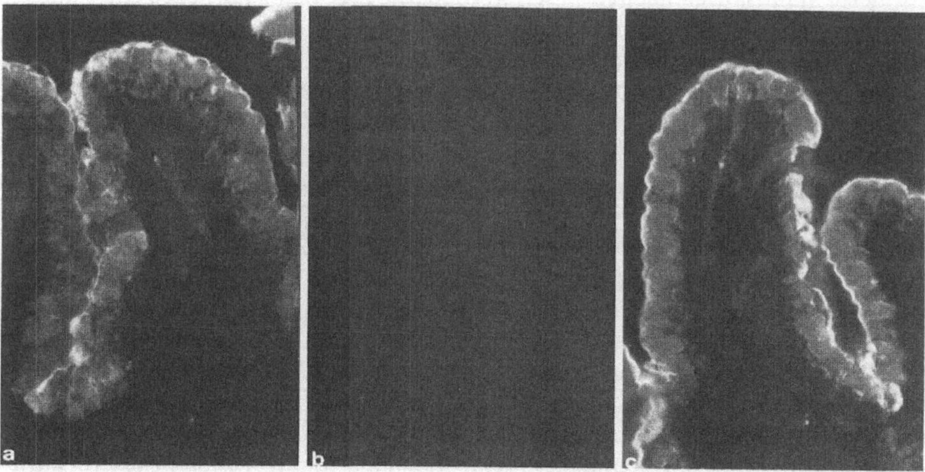

Abb. 1 a–c. Fluoreszenz der Oberflächenschleimzellen bei einem Sekretor der Blutgruppe A. Indirekte Immunfluoreszenz mit (**a**) Anti-A, (**b**) Anti-B, und (**c**) Anti-AB als Primärserum. (Aus Veh et al., in Vorbereitung)

Tabelle 1. Versuch der Differenzierung zwischen Oberflächenschleimzellen und Nebenzellen mit Hilfe der Blutgruppenhistochemie. Nur bei Nichtsekretoren, also nur bei etwa 20 % der Bevölkerung gelingt die Unterscheidung

Differenzierung zwischen	Sekretorstatus	Reaktivität mit Anti-ABH-Antikörpern	Reaktivität mit Anti-Lewis-Antikörpern
Oberflächenschleimzellen	Sekretor	stark	mäßig
Nebenzellen	Sekretor	stark bis schwach	mäßig
Oberflächenschleimzellen	Nichtsekretor	negativ	Le[a]-positiv
Nebenzellen	Nichtsekretor	positiv	Le[b]-positiv

Kapillaren läßt sich jedoch ein möglicher Verlust von Blutgruppenantigenität bei Oberflächen- oder Nebenzellschleim feststellen, der z. B. beim Blasenkarzinom mit der Malignität des neoplastischen Wachstums gut korreliert (Coon u. Weinstein 1981).

Bestimmung des Sekretorstatus mit Lektinen

Während die Bestimmung der AB0-Blutgruppe am Biopsiematerial unproblematisch ist, erscheint die Feststellung des Sekretorstatus schwieriger. Diese Bestimmung wird üblicherweise über das Lewis-Blutgruppensystem durchgeführt, wobei die Eigenschaft Lewis-b (Le^b) mit dem Sekretorstatus, die Eigenschaft Lewis-a (Le^a) mit dem Status eines Nichtsekretors korreliert. Da die Lewis-Antigene der Erythrozytenmembran aber Glykolipide sind, die im Verlauf der Paraffineinbettung verloren gehen, ist deren Bestimmung an den Erythrozyten in den Kapillaren der bioptisch gewonnenen Gewebeproben nicht mehr möglich.

In der vorliegenden Arbeit wurde daher versucht, diese Bestimmung mittels FITC-markierter Lektine, also über Proteine mit hoher Spezifität für bestimmte Monosaccharide durchzuführen. Dazu wurden Biopsien einer Reihe von Patienten nach hämatologischer Bestimmung der AB0- und Lewis-Blutgruppe mit einer Batterie von verschiedenen, FITC[1]-markierten Lektinen wie Ricinus-communis-Agglutinin I (RCA I), Griffonia-simplicifolia-Agglutinin I (GSA I) und Arachis-hypogaea-Agglutinin (PNA) für Galaktose, Helix-pomatia-Agglutinin (HPA), Dolichos-biflorus-Agglutinin (DBA) und Glycine-max-Agglutinin (SBA) für N-Azetylgalaktosamin, Griffonia-simplicifolia-Agglutinin II (GSA II) und Triticum-vulgare-Agglutinin (WGA) für N-Azetylglukosamin und schließlich Ulex-europaeus-Agglutinin I (UEA I) und Lotus-tetragonolobus-Agglutinin (LTA) für Fukose inkubiert.

Tabelle 2. Differenzierung zwischen Oberflächenschleimzellen und Nebenzellen mit Hilfe der Lektinhistochemie. Von den 10 untersuchten Lektinen sind UEA I, PNA, WGA und SBA zur Differenzierung geeignet. Gleichzeitig erlaubt die gegensinnige Reaktivität von FITC-UEA I und FITC-PNA bei Sekretoren und Nichtsekretoren die Bestimmung des Sekretorstatus am Biopsiematerial auch nach Paraffineinbettung. (Erklärung der Abkürzungen s. Text)

Differenzierung zwischen	Sekretorstatus	Reaktivität mit UEA I	Reaktivität mit PNA	Reaktivität mit WGA	Reaktivität mit SBA
Oberflächenschleimzellen	Sekretor	stark positiv	negativ	schwach positiv	positiv
Nebenzellen	Sekretor	schwach positiv	positiv	positiv	negativ
Oberflächenschleimzellen	Nichtsekretor	negativ	positiv	schwach positiv	nicht bestimmt
Nebenzellen	Nichtsekretor	positiv	negativ	positiv	nicht bestimmt

---

1 Fluoresceinisothiozyonat

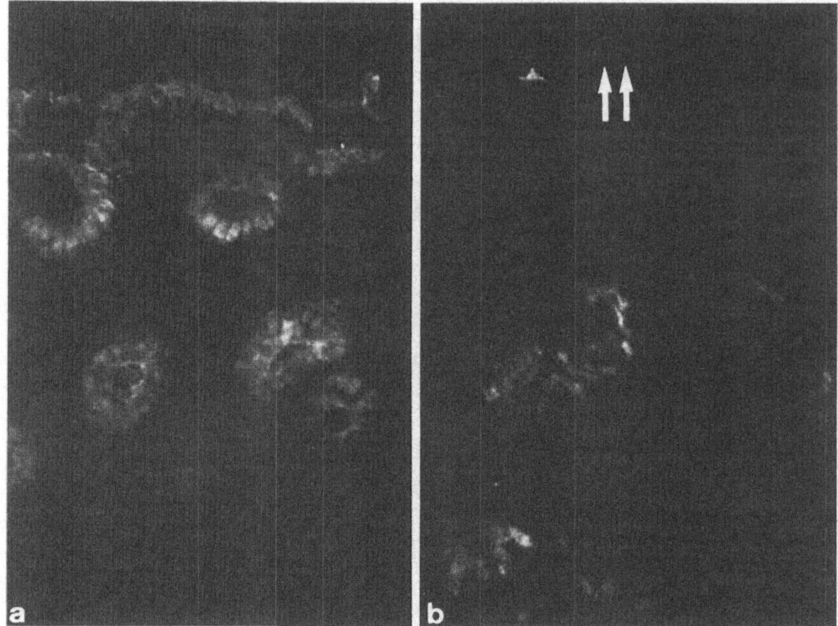

Abb. 2a,b. Gegensinnige Reaktivität von UEA I einerseits und PNA andererseits zwischen Oberflächenschleimzellen und Nebenzellen bei einem Nichtsekretor der Blutgruppe B. Während mit FITC-PNA Oberflächenschleimzellen und Halszellen fluoreszieren (**a**), bleibt mit FITC-UEA I das Oberflächenepithel negativ (*Doppelpfeil*), und nur die Nebenzellen gelangen zur Darstellung. (Aus Veh et al., in Vorbereitung)

Wie aus Tabelle 2 ersichtlich, kann mit lektinhistochemischen Reaktionen wesentlich mehr Information als mit den herkömmlichen kohlenhydrat-histo-chemischen Methoden erhalten werden. So zeigen sich zwischen den Oberflächen-schleimzellen und den Nebenzellen, die z. B. in der PAS-Reaktion nicht unter-scheidbar sind, in der Lektinhistochemie deutliche Unterschiede (Tabelle 2). Von diesen läßt sich die bei Sekretoren und Nichtsekretoren gegensinnige Reaktivität mit UEA I einerseits und mit PNA andererseits (Abb. 2) tatsächlich nur Bestim-mung des Sekretorstatus an Paraffinschnitten verwenden.

Unterscheidung zwischen Nebenzellschleim und Glykokalix

Mit Hilfe der Lektinhistochemie ist es aber nicht nur möglich, zwischen den verschiedenen schleimproduzierenden Zellen zu unterscheiden, wodurch das Diagnostizieren dieser Zelltypen auch bei atopischer Lokalisation gelingen sollte, sondern man kann sogar in Gegenwart des das Drüsenlumen auskleidenden Schleims selektiv die Glykokalix darstellen. So zeigt z. B. die Auskleidung des Drüsenlumens nach Inkubation mit FITC-SBA eine deutliche Fluoreszenz, ob-

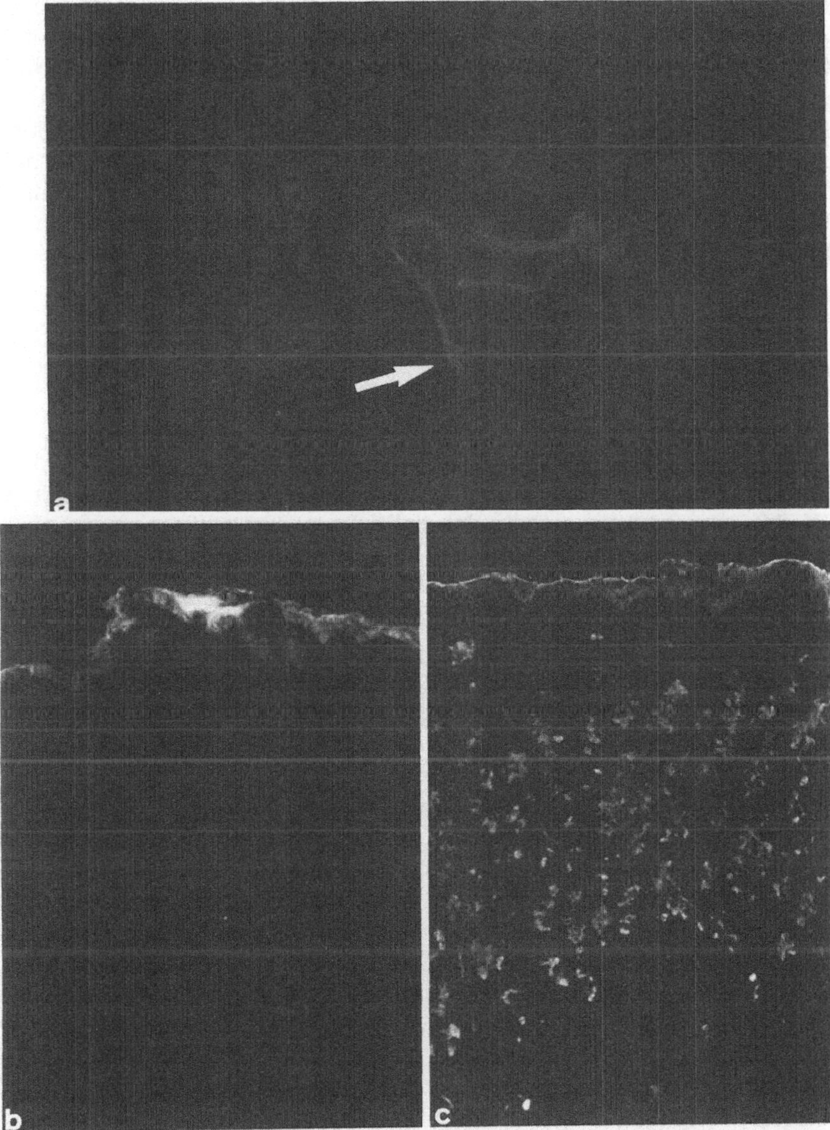

Abb. 3a–c. Darstellung der Glykokalix der Tubuli der spezifischen Magendrüsen mit FITC-SBA (**a**). Die fluoreszierende Auskleidung des Drüsenlumens (*Pfeil* intrazellulärer Sekretkanal einer Belegzelle) in **a** kann nicht als Schleim aus Nebenzellen über- oder unterhalb der Schnittebene interpretiert werden, da mit FITC-SBA (**b**) im Gegensatz zu FITC-WGA (**c**) keine Nebenzellen zur Darstellung gelangen. (Aus Veh et al., in Vorbereitung)

wohl keine Nebenzellen dargestellt sind (Abb. 3a). Das Argument, dies sei
Schleim aus Nebenzellen über- oder unterhalb der Schnittebene, wird durch die
Übersichtsaufnahme widerlegt (Abb. 3b), die zeigt, daß mit FITC-SBA im Gegensatz z. B. zu FITC-WGA (Abb. 3c) gar keine Nebenzellen dargestellt werden.
Bei der fluoreszierenden Auskleidung des Drüsenlumens in Abb. 3a kann es sich
daher nicht um Nebenzellschleim handeln, sondern es wurde mit großer Wahrscheinlichkeit die Glykokalix dargestellt. Auch dies könnte sich als wertvolle
Möglichkeit zur Frühdiagnostik entartender Zellen oder Zellgruppen herausstel-
len.

Diskussion

In der vorliegenden Arbeit wurde gezeigt, daß sich die Fluoreszenzhistochemie
mit Blutgruppenantikörpern und markierten Lektinen als äußerst wertvolles
Werkzeug zur Untersuchung der sialinsäure- und sulfatgruppenfreien Zucker-
strukturen in der menschlichen Magenschleimhaut erweisen kann. Die Methode
erlaubt nicht nur den Nachweis der AB0-Blutgruppe in pathologischen Routine-
biopsien, sondern in diesen Präparaten kann über die unterschiedliche Reaktivität von Oberflächenschleimzellen und Nebenzellen gegenüber Ulex-europaeus-
Agglutinin I (UEA I) und Peanut-Agglutinin (PNA) auch der Sekretorstatus des
jeweiligen Patienten bestimmt werden.

Diese Möglichkeiten sind nicht nur von rein theoretischem Interesse, sondern
haben auch klinische Relevanz. So ist z. B. seit den Arbeiten von Davidsohn
bekannt (Davidsohn et al. 1971; Sheahan et al. 1971), daß der Verlust der Blutgruppenantigenität des Schleims im Bereich von sog. Borderlineläsionen die Diagnose Karzinom wahrscheinlich macht. Weiterhin weist die Anwesenheit der
AB0-Antigene in einem manifesten Magenkarzinom darauf hin, daß vermutlich
noch keine Metastasen vorliegen. Im Gegensatz dazu läßt der Verlust dieser
Antigene die bereits erfolgte Metastasierung vermuten oder sogar erwarten.

Mit Hilfe der Lektinhistochemie ist es nicht nur möglich, zwischen verschiedenen schleimproduzierenden Zellen der Magenschleimhaut wie Oberflächenschleimzellen und Nebenzellen zu unterscheiden, wodurch ein Diagnostizieren
dieser Zelltypen auch bei atopischer Lokalisation möglich wird, sondern auch in
Gegenwart des das Drüsenlumen auskleidenden Schleims selektiv die Glykokalix
darzustellen. Dies könnte sich als wertvolles Kriterium bei der Frühdiagnostik
entartender Zellen oder Zellgruppen erweisen.

Literatur

Coon JS, Weinstein RS (1981) Detection of ABH tissue isoantigens by immunoperoxidase
    methods in normal and neoplastic urothelium. Comparison with the erythrocyte adherence
    method. Am J Clin Pathol 76:163–171

Davidsohn I, Ni LY, Stejskal R (1971) Tissue isoantigens A, B, and H in carcinoma of the stomach. Arch Pathol 92:456–464

Meessen D, Veh RW, Kuntz HD, May B (1983) Histochemische Differentialdiagnose intestinaler Metaplasien des Magens – Neue Sialinsäure-Färbungen. Leber Magen Darm 13:131–139

Oehlert W, Keller P, Henke M, Strauch M (1975) Die Dysplasien der Magenschleimhaut. Das Problem ihrer klinischen Bedeutung. Dtsch Med Wochenschr 100:1950–1956

Sheahan DG, Jervis HR (1976) Comparative histochemistry of gastrointestinal mucosubstances. Am J Anat 146:103–131

Sheahan DG, Horowitz SA, Zamcheck (1971) Delection of epithelial ABH isoantigens in primary gastric neoplasms and in metastatic cancer. Am J Dig Dis 16:961–969

Bindungstyp und Bindungspartner terminaler Sialinsäuren in menschlichen Muzinen

Histochemischer Vergleich von normalem Kolon mit intestinalen Metaplasien vom Duodenum- und Kolontyp

U. A. Zimmer, R. W. Veh, W. Kozuschek und B. May

Einleitung

Im Rahmen pathologischer Fragestellungen bietet die Histochemie die Möglichkeit zur Erarbeitung von Kriterien, die mit morphologischen Methoden allein nicht erhalten werden können. So lassen sich im Magen-Darm-Trakt mit kohlenhydrathistochemischen Methoden neben unsubstituierten auch 9-O-Azyl-substituierte Sialinsäuren und Sulfatgruppen nachweisen. Diese Reaktionen ermöglichen es z. B. bei der intestinalen Metaplasie des Magens, einen Duodenumtyp von einem Kolontyp zu unterscheiden (Meessen et al. 1983).

Besonders interessant ist in diesem Zusammenhang die Frage, ob die intestinale Metaplasie vom Kolontyp aus der des Duodenumtyps hervorgehen kann, oder ob sich beide Typen unabhängig voneinander aus normalem Magenepithel entwickeln. Diese Frage ist zum gegenwärtigen Zeitpunkt nicht zu beantworten, da keine Information darüber vorliegt, ob sich das Becherzellsekret bei den beiden unterschiedlichen Metaplasieformen außer in den terminalen Sialinsäureresten auch im weiteren Zuckergerüst unterscheidet.

In der vorliegenden Arbeit wurde daher untersucht, mit welchem präterminalen Zucker als Bindungspartner die Sialinsäure verknüpft ist und ob diese Verknüpfung in Form einer 2-3- oder einer 2-6-Bindung vorliegt. Die zur Klärung dieser Frage benötigte histochemische Methodik wurde zunächst an der normalen Kolonmukosa des Menschen erarbeitet und anschließend zum Vergleich der beiden Metaplasieformen eingesetzt.

Bestimmung des präterminalen Monosaccharids

Aus der Biochemie ist bekannt, daß Sialinsäuren in Glykoproteinen in α-2-3-, α-2-4-, oder α-2-6-Bindung an Galaktose, N-Azetylgalaktosamin oder N-Azetylglukosamin gebunden sein können (Schauer, 1982; s. Tabelle 1). Diese verschiedenen Monosaccharide lassen sich fluoreszenzhistochemisch mit FITC-markierten Lektinen leicht nachweisen (Tabelle 2), wenn die terminale Sialinsäure durch Behandlung mit Sialidase zuvor entfernt wird. In der vorliegenden Arbeit wurden zum Nachweis von Galaktose (Gal) die FITC-markierten Lektine aus Griffonia simplicifolia (GSA I) und Ricinus communis (RCA I), zum Nachweis von N-

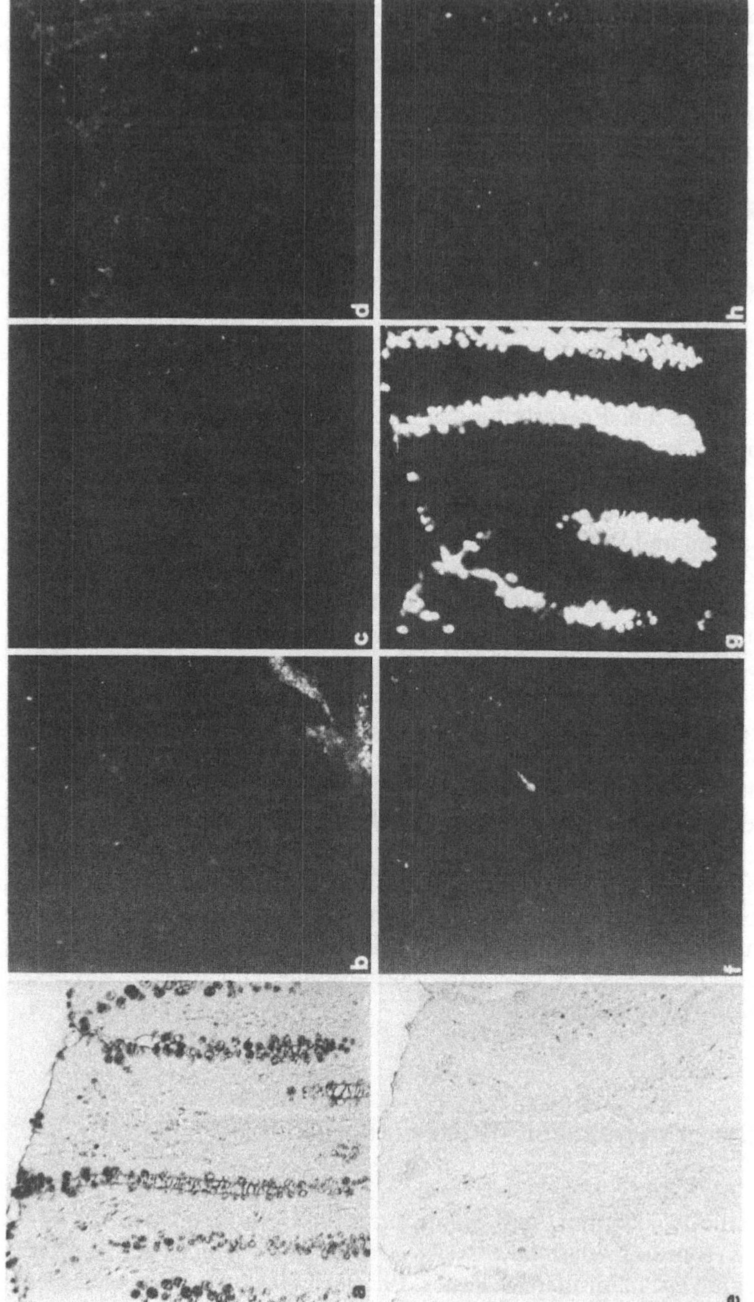

Abb. 1a–h. Bestimmung des präterminalen Monosaccharids. Die terminalen Sialinsäurereste werden durch Behandlung mit Sialidase entfernt, nachdem die O-Azyl-Substituenten zuvor zur Erhöhung der Enzymaktivität alkalisch abhydrolysiert worden sind. Der Effekt der Behandlung wird über die mPAS-Reaktion (**a** vorher, **e** nachher) kontrolliert. Sowohl mit FITC-GSA I (**b, f**) als auch mit FITC-WGA (**d, h**) zeigt sich weder vor noch nach Sialidasebehandlung eine Reaktion. Durch Inkubation mit FITC-HPA dagegen läßt sich vor der Enzymbehandlung ebenfalls keine (**c**), nachher aber eine ganz ausgeprägte Fluoreszenz der Becherzellen in der normalen menschlichen Kolonmukosa nachweisen (**g**). (Aus Zimmer et al., in Vorbereitung)

Tabelle 1. Mögliche Bindungspartner terminaler Sialinsäuren in Glykokonjugaten. (Siehe auch Schauer 1982). *Gal* Galaktose, *GalNAc* N-Azetylgalaktosamin, *GlcNAc* N-Azetylglukosamin

Zuckercode	β-Gal	α-GalNAc	β-GlcNAc
Bedeutung	β-glykosidisch gebundene Galaktose	α-glykosidisch gebundenes N-Azetylgalaktosamin	β-glykosidisch gebundenes N-Azetylglucosamin
Bindungstyp der Sialinsäure	α-2,3 α-2,6	*a*-2,6	α-2,4
Vorkommen z. B.	Fetuin, Ganglioside, Transferrin	Rindermuzin, Fetuin	Oligosaccharide aus Milch

Tabelle 2. Übersicht über verschiedene Lektine, die zum Nachweis von Galaktose (*Gal*), N-Azetylgalaktosamin (*GalNAc*) und N-Azetylglukosamin (*GlcNAc*) geeignet sind. Abkürzungen der Lektine s. Text

Möglicher Zucker	Gal	GalNAc	GlcNAc
Entsprechendes Lektin	GSA I RCA I	DBA HPA	GSA II WGA

Azetylgalaktosamin (GalNAc) die Lektine aus Dolichos biflorus (DBA) und Helix pomatia (HPA) und zum Nachweis von N-Azetylglukosamin (GlcNAc) die Lektine aus Griffonia simplicifolia (GSA II) und Triticum vulgare (WGA) eingesetzt. Die Vollständigkeit der enzymatischen Hydrolyse der terminalen Sialinsäuren in den Becherzellen der menschlichen Kolonmukosa wurde mit der mPAS-Reaktion (Veh 1979) kontrolliert (Abb. 1 a, e). Während die Sialidasebehandlung keinen Einfluß auf die Reaktivität des Becherzellschleims mit FITC-GSA I (Abb. 1 b, f) oder mit FITC-WGA (Abb. 1 d, h) hat, ruft die Inkubation mit FITC-HPA nach (Abb. 1 g) aber nicht vor (Abb. 1 c) Sialidasebehandlung eine ausgeprägte Fluoreszenz der Becherzellen hervor. Damit ist gezeigt, daß die Sialinsäuren des normalen menschlichen Kolonmuzins an präterminale N-Azetylgalaktosaminreste gebunden sind.

Bestimmung des Bindungstyps

Zur Unterscheidung zwischen einer 2-3- und 2-4-Bindung einerseits und der 2-6-Bindung andererseits bietet sich die Resistenz an, die der präterminale Zucker im Fall der 2-3- oder 2-4-Bindung gegenüber der Oxydation mit Perjodsäure aufweist. Wie schematisch in Abb. 2 dargestellt, wird das präterminale N-Azetylgalaktosaminmolekül nur bei Vorliegen einer 2-6-Bindung durch die Perjodsäure zerstört. Nach Reduktion mit Natriumborhydrid und anschließender Sialidasebehandlung kann dann mit FITC-HPA keine Fluoreszenz mehr hervor-

Bindungs-Typ	Ausgangsverbindung	Nach Oxydation, Reduktion und alkalischer Hydrolyse	Nach Behandlung mit Sialidase	Reaktivität mit HPA
NeuAc -α-2,3- GalNAc	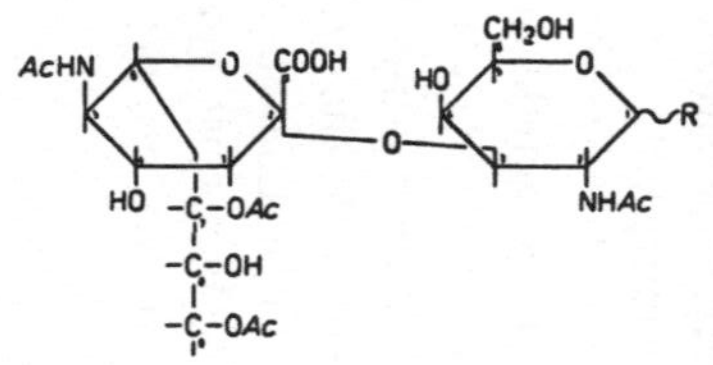	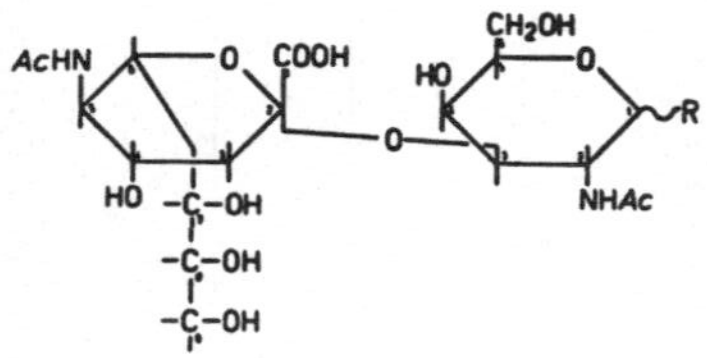	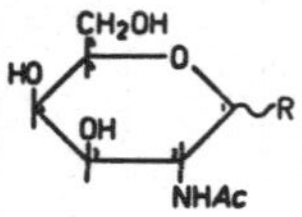	POSITIV
NeuAc -α-2,6- GalNAc	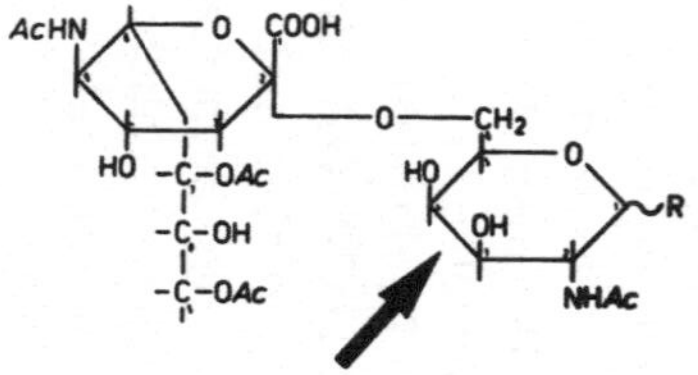	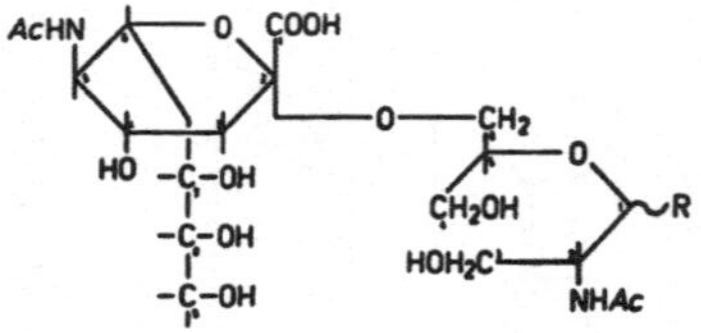	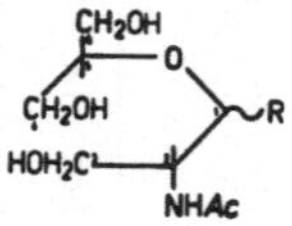	NEGATIV

Abb. 2. Theoretische Grundlage zur Bestimmung des Bindungstyps. Das Verhalten eines präterminalen N-Azetylgalaktosaminrests in einer Reaktionssequenz von Perjodsäureoxydation, Borhydridreduktion, alkalischer Hydrolyse der O-Azylsubstituenten (zur Erhöhung der Enzymaktivität), Sialidasebehandlung und Inkubation mit FITC-HPA ist schematisch dargestellt. Nur im Fall der 2-6-Bindung wird der präterminale Zuckerrest von Perjodsäure angegriffen (*Pfeil*) und die nachfolgende Reaktivität mit FITC-HPA dadurch zerstört. (Zimmer et al., in Vorbereitung)

gerufen werden, während bei der 2-3- oder 2-4-Bindung die Reaktivität mit FITC-HPA ungestört ist.

Das Ergebnis der Anwendung einer derartigen Reaktionsfolge auf Dickdarmschnitte zeigt, daß nach Perjodsäureoxydation, Borhydridreduktion, Sialidasebehandlung und Inkubation mit FITC-HPA tatsächlich keine Fluoreszenz mehr nachweisbar ist. Mit diesem Experiment ist daher bewiesen, daß die Sialinsäuren der menschlichen Kolonmukosa in einer α-2-6-Bindung an N-Azetylgalaktosamin gebunden sind.

Untersuchung intestinaler Metaplasien des Magens

Im nächsten Schritt wurden dann diese Reaktionsfolgen zur Untersuchung intestinaler Metaplasien des Magens, sowohl vom Duodenum- als auch vom Kolon-

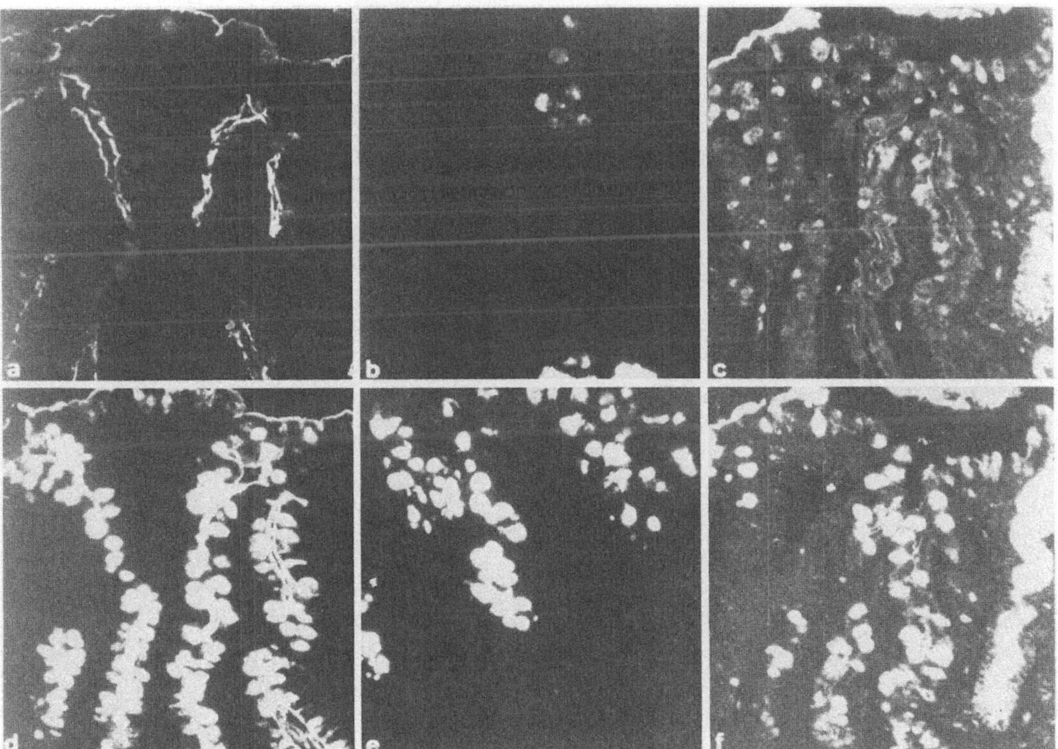

Abb. 3a–f. Bindungspartner der Sialinsäuren bei intestinalen Metaplasien des Magens. Während eine gewisse Reaktivität mit FITC-WGA bereits vor Sialidasebehandlung (c) vorhanden ist, die sich nach Abspaltung der Sialinsäuren nur geringfügig verstärkt (f), läßt sich bei intestinalen Metaplasien vom Duodenumtyp neben FITC-HPA (b vorher, e nachher) besonders mit FITC-GSA I durch die Enzymbehandlung (a vorher, d nachher) eine starke Fluoreszenz hervorrufen. (Aus Zimmer et al., in Vorbereitung)

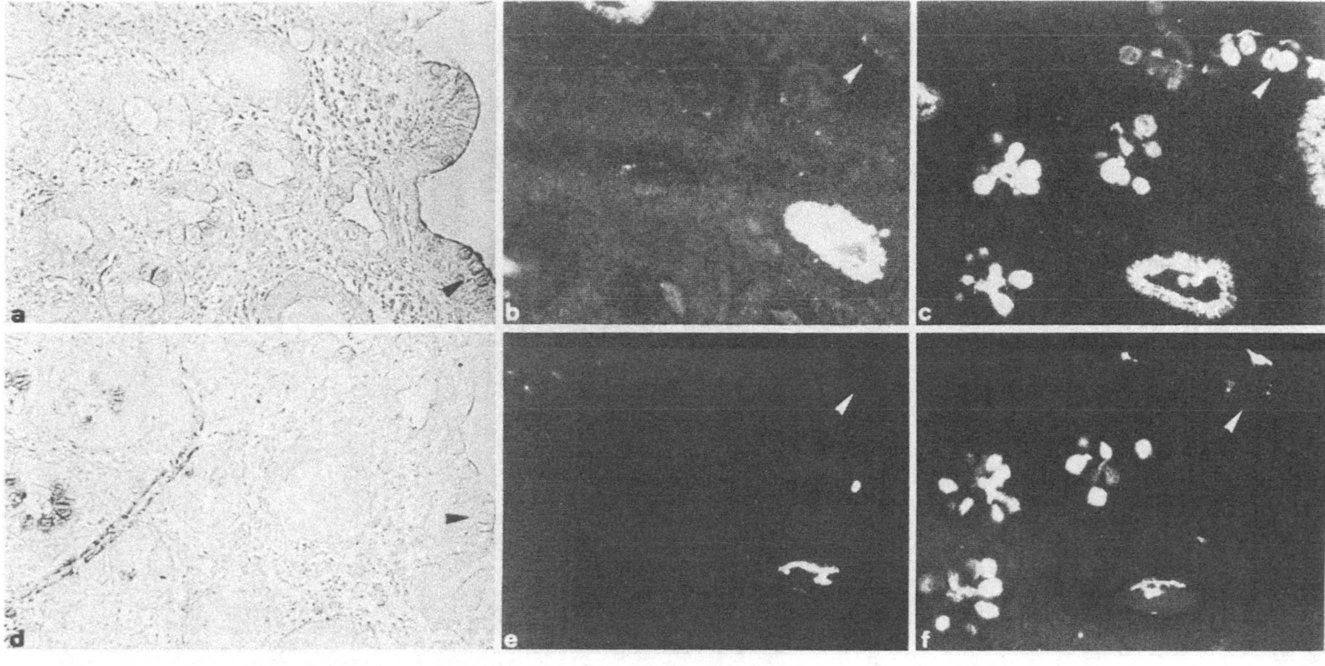

Abb. 4a–f. Vergleich zwischen der intestinalen Metaplasie vom Duodenum- und vom Kolontyp. Das metaplastische Areal vom Kolontyp zeichnet sich durch die Anwesenheit von Sialinsäuren mit O-Azyl-substituierten Seitenketten (positive mPAB/KOH/mPAS-Reaktion, *Pfeilspitzen* in **a**) bei gleichzeitigem Fehlen der unsubstituierten Sialinsäuren (negative mPAS-Reaktion, *Pfeilspitzen* in **d**) aus. Ohne Sialidasebehandlung fluoresziert keines der metaplastischen Areale (**b**), während nach Enzymbehandlung neben den Zellen vom Duodenumtyp auch die vom Kolontyp (*Pfeilspitze*) positiv sind (**c**). Die Perjodsäure-Borhydrid-Sequenz allein zerstört natürlich jegliche HPA-Fluoreszenz (**e**). Wird sie jedoch von einer Sialidasebehandlung gefolgt (**f**), so fluoreszieren ausschließlich die Zellen vom Duodenumtyp, die vom Kolontyp bleiben negativ (*Pfeilspitze* in **f**). Demnach muß angenommen werden, daß bei der intestinalen Metaplasie vom Duodenumtyp neben 2-6-gebundenen auch 2-3- (oder 2-4-)gebundene Sialinsäuren vorliegen. (Aus Zimmer et al., in Vorbereitung)

typ eingesetzt. Nach Behandlung von Biopsiepräparaten, die eine intestinale Metaplasie vom Duodenumtyp enthielten, mit Sialidase war eine besonders deutliche Zunahme der Fluoreszenz neben FITC-HPA (Abb. 3 b, e) auch mit FITC-GSA I erkennbar (Abb. 3 a, d). Demnach muß bei dieser Form der intestinalen Metaplasie auch mit Galaktose als Bindungspartner von Sialinsäuremolekülen gerechnet werden.

Zum Vergleich zwischen der intestinalen Metaplasie vom Duodenum- und vom Kolontyp wurde ein Ausschnitt einer bioptisch gewonnenen Gewebeprobe herangezogen, welcher Zellgruppen beider Metaplasieformen enthielt (Abb. 4). Dabei wurde der Kolontyp über das Vorhandensein von Sialinsäuren mit O-Azylsubstituierter Seitenkette (positive mPAB/KOH/mPAS-Reaktion; Veh et al. 1982) und das Fehlen der entsprechenden unsubstituierten Sialinsäuren (negative mPAS-Reaktion) definiert (Abb. 4 a, d). Ohne Vorbehandlung mit Sialidase reagierten beide Metaplasieformen nicht mit FITC-HPA (Abb. 4 b), es sind also keine terminalen N-Azetylgalaktosaminreste vorhanden. Nach Behandlung mit Sialidase sind in beiden metaplastischen Arealen die Becherzellen FITC-HPA-positiv (Abb. 4 c), beide Metaplasieformen besitzen also an N-Azetylgalaktosamin gebundene Sialinsäuren.

Nach der Reaktionsfolge von Perjodsäureoxydation und Borhydridreduktion ist natürlich fast jegliche HPA-Fluoreszenz blockiert (Abb. 4 e). Wird jedoch zwischen Oxydation und Reduktion und der Inkubation mit FITC-HPA noch die Sialidasebehandlung eingeschoben, so zeigen die Areale mit Becherzellen vom Duodenumtyp, nicht aber die vom Kolontyp eine deutliche Fluoreszenz (Abb. 4 f).

Aus diesen Befunden muß gefolgert werden, daß sich der Becherzellschleim aus metaplastischen Arealen vom Kolontyp nicht nur durch die Anwesenheit von O-Azylsubstituenten an den Sialinsäuremolekülen und von Sulfatgruppen unterscheidet, sondern daß auch im weiteren Zuckergerüst Unterschiede vorhanden sind. Eine Entwicklung der intestinalen Metaplasie vom Kolontyp aus der des Duodenumtyps erscheint somit unwahrscheinlich.

Diskussion

In der vorliegenden Arbeit wurden erstmalig Bindungstyp und Bindungspartner der terminalen Sialinsäurereste sowohl im normalen menschlichen Kolon als auch in beiden Formen der intestinalen Metaplasie des Magens histochemisch dargestellt.

Im Fall des Kolons kann der Nachweis von N-Azetylgalaktosamin als Bindungspartner der Sialinsäure aufgrund des sehr ausgeprägten Sialidaseeffekts auf die Reaktivität mit FITC-HPA als sehr sicher angesehen werden, obwohl die Spezifität von Lektinen in histochemischen Reaktionen, besonders unter Berücksichtigung möglicher polyvalenter Bindungsstellen, nicht überbewertet werden sollte. Auch im vorliegenden Fall steht der endgültige Beweis noch aus. Dieser ist u.E. erst dann gegeben, wenn die sialidasebedingte HPA-Fluoreszenz durch Inkubation des Schnitts mit der entsprechenden Hexosaminidase wieder zum Verschwinden gebracht wird. Auf diese Art läßt sich auch gleichzeitig der Bindungstyp des N-Azetylgalaktosamins ermitteln.

Auch der Nachweis des Bindungstyps des terminalen Sialinsäuremoleküls an den N-Azetylgalaktosaminrest muß als zuverlässig angesehen werden. Die verwendete Reaktionsfolge von Perjodsäureoxydation, Borhydridreduktion, alkalischer Hydrolyse der O-Azylsubstituenten an den Sialinsäuren (zur Erhöhung der Sialidaseaktivität) und enzymatische Abspaltung der Sialinsäuren mit Sialidase wäre zwar nicht in der Lage gewesen, zwischen einer 2-3- und einer 2-4-Bindung zu unterscheiden, der Nachweis der 2-6-Bindung ist aber durch die völlige Zerstörung der HPA-Fluoreszenz durch die Perjodsäureoxydation vor der Sialidasebehandlung eindeutig. Zudem sind auch in der Literatur terminale Sialinsäuren von Glykoproteinen bei Verknüpfung mit N-Azetylgalaktosamin nur in 2-6-Bindung bekannt (Schauer 1982).

Über den Bindungspartner im Fall der intestinalen Metaplasie vom Duodenumtyp läßt sich dagegen noch keine sichere Aussage machen. Da die Sialidasebehandlung auch einen deutlichen Effekt auf die Fluoreszenz mit FITC-GSA I hat, kommt neben N-Azetylgalaktosamin auch Galaktose als Bindungspartner der terminalen Sialinsäuren in Frage. Gleichzeitig deutet die Resistenz der Fluoreszenz in den metaplastischen Arealen vom Duodenumtyp zumindest auch auf das Vorliegen von 2-3- (oder 2-4-)Bindungen hin. Weitere Versuche, insbesondere mit spezifischen Glykosidasen werden notwendig sein, um dieses Problem zu lösen.

Literatur

Meessen D, Veh RW, Kuntz HD, May B (1983) Histochemische Differentialdiagnose intestinaler Metaplasien des Magens – Neue Sialinsäure-Färbungen. Leber Magen Darm 13:131–139
Schauer R (1982) Chemistry, metabolism, and biological functions of sialic acids. Adv Carbohydr Chem Biochem 40:131–234
Veh RW (1979) Morphologische und histochemische Untersuchungen an der Glandula submandibularis des Hausrindes usnter besonderer Berücksichtigung von unterschiedlich O-Acyl-substituierten N-Acylneuraminsäuren. Inaugural-Dissertation, Universität Bochum
Veh RW, Meessen D, Kuntz HD, May B (1982) Histochemical demonstration of side-chain substituted sialic acids. In: Malt RA, Williamson RCN (eds) Colonic carcinogenesis. Falk-Symposium 31. MIP Press, Lancaster, pp 355–365

Die Pioniere der Magenchirurgie im 19. Jahrhundert

W. Kozuschek und Ch. Hülsmann

Einführung

Der Internist Adolf Kußmaul schrieb 1869: „Zu den qualvollsten Leiden des Menschen gehört unstreitig die weitgediehene Erweiterung des Magens, die aus Verengerung und Verschluß des Pförtners hervorgeht". Die Mißerfolge bei der Behandlung der Magenausgangsstenose mittels einer Magenpumpe, die Kußmaul 1867 erstmalig angewendet hatte, bewogen ihn, 1869 der Hoffnung Ausdruck zu geben, daß „es kühneren Geschlechtern einer fernen Zukunft vielleicht möglich sein werde, die Pylorusstenose auf chirurgischem Wege zu beseitigen".

Die Pylorusresektion ist noch zu Lebzeiten Kußmauls experimentell und klinisch mit Erfolg durchgeführt worden.

Das Experiment

Daniel Carl Theodor Merrem

Merrem (Abb. 1) resezierte 1810 bei 3 Hunden den Pylorus. Die Vereinigung von Magen und Duodenum erfolgte durch Invagination und Gastrorrhaphie. Ein Hund starb einen Tag nach der Operation an Peritonitis, der zweite nach 22 Tagen an Inanition, der dritte wurde nach 27 Tagen gestohlen. Die Per-primam-Heilung der Schleimhäute wurde bewiesen. Merrem hielt den Eingriff auch beim Menschen mit Pyloruskarzinom für möglich, doch er wurde verspottet (Blasius 1841).

Merrem beschreibt in „Animadversiones..." auf den Seiten 23–25 detailliert sein operatives Vorgehen (Abb. 2). Dieses interessante, eindrucksvolle Dokument über die erste experimentelle Magenresektion wird in deutscher Übersetzung wiedergegeben.

Experiment I

In Gegenwart meiner Kommilitonen und Freunde Beyerle, de Beauclair und Claus, alle Doktoren der Medizin, machte ich bei einem kleinen schwarzen „Pommerani"-Hund, nachdem das Fell abrasiert worden war, auf der rechten Seite unterhalb der Rippen, wo der Magen ins Duodenum mündet, einen Hautschnitt. Der Hund war klein, von unbekanntem Alter – vielleicht

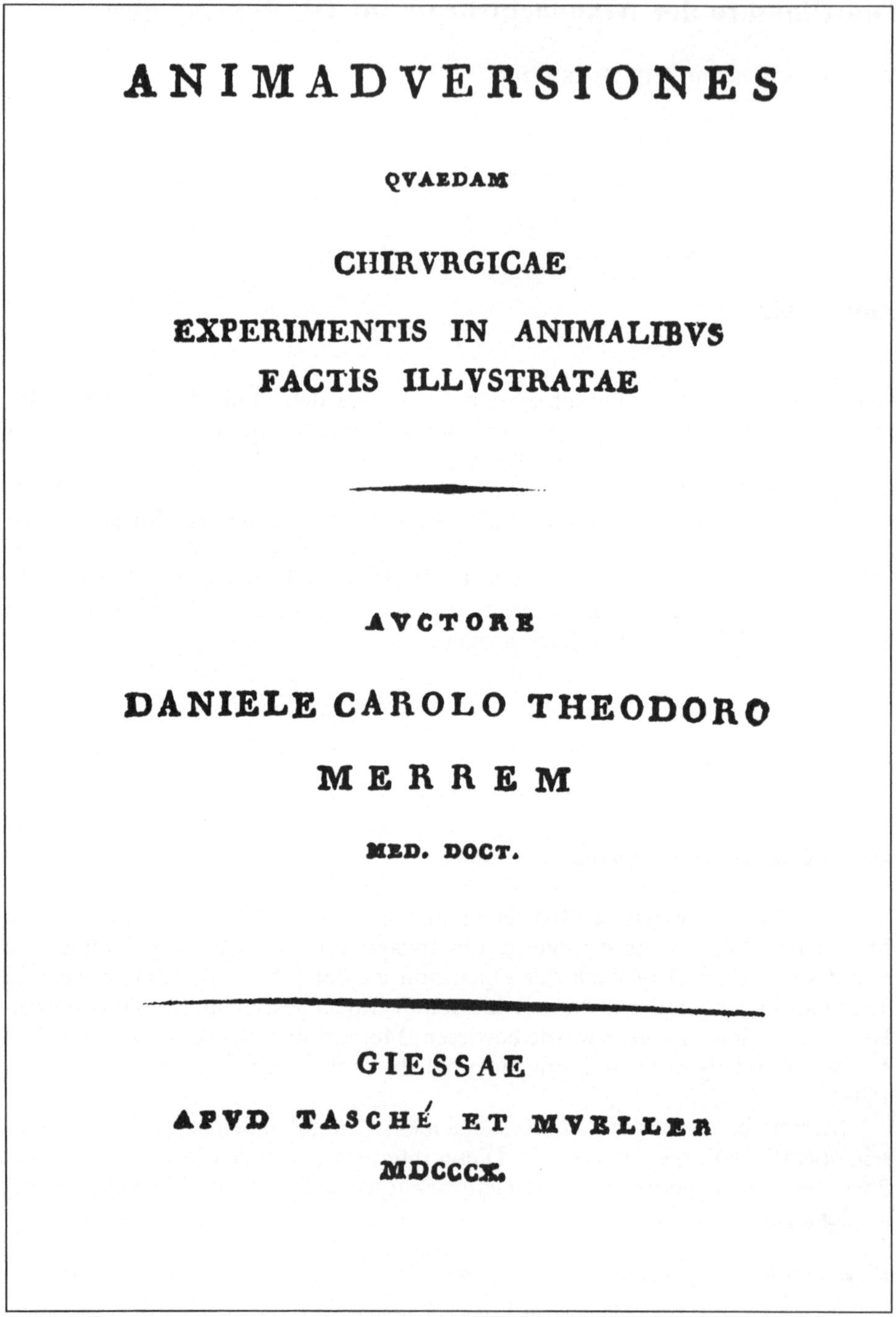

ANIMADVERSIONES

QVAEDAM

CHIRVRGICAE

EXPERIMENTIS IN ANIMALIBVS
FACTIS ILLVSTRATAE

———

AVCTORE

DANIELE CAROLO THEODORO

MERREM

MED. DOCT.

——————

GIESSAE

APVD TASCHÉ ET MVELLER

MDCCCX.

Abb. 1. Erste Buchpublikation 1810 über tierexperimentelle Pylorusresektion (C. Th. Merrem 1790–1859)

23

EXPERIMENTVM I.

Die XV. Novembr. MDCCCIX. praefentibus commilitonibus atque amicis *Beyerle, de Beauclair* et *Claus,* Med. Doctoribus, canis pomerani nigri, parvi, incertae aetatis, duorum forte annorum, cui velpera praecedente pauxillum panis et aquae, hodie autem usque ad decimam horam, qua exftirpationem feci, nil nifi aquam porrexeram, crinibus tonfis, cutem incidi in latere dextro, fub coftis fpuriis, eo ipfo in loco, ubi ventriculus in duodenum tranfit. Mufculis tunc caute diffectis' et peritonaeo aperto, fupra digitum indicatorium manus liniftrae immiffum, fuperiorem et inferiorem vulneris finem ad trium pollicum longitudinem dilatavi. Inteftini duodeni et jejuni pars prolapfa ftatim cum omento minore in ftatum naturalem repofita eft. Pylorum tunc ab omento parvo et duodeni partem a mefenterio feparavi; quo facto, quod vix evitandum videtur, arteria pylorica perfcindebatur. Sanguinis effufionem fatis multam fpongia marina vini fpiritu rectificato perfufa inhibui. Deinde pylorum forfice bis adhibita ita exftirpavi, ut partem tres circiter lineas longam a ventriculo et duodeno abfcinderem. Hoc ipfo momento ambae partes laefae tanta vi fe contraxerunt, ut marginibus reflexis duos formarent fphincteres omnem aditum impedientes. In dimidii itaque pollicis a ventriculi margine, parique inter fe diftantia tres acus impinxi, eosdemque per interiorem duo-

deni

Abb. 2. Lateinischer Text in „Animadversiones...", S. 23 – 25, mit Beschreibung der Pylorusresektion im Tierversuch von C. Th. Merrem 1810

24

deni fuperficiem, eadem diftantiae lege oblervata, ad exteriorem ejus fuperficiem pertrufi; nihilominus filorum trium fines attrahendo invaginationem perficere non valebam, nec quicquam efficere, nifi accuratam marginum conjunctionem Gaftroraphia, omento femper prolabente et filis fe implicante, difficilis erat. Tandem tamen, omento diligenter repofito, quinque filis futura abfoluta eft. Fila autem enteroraphiae emplaftro adhaefivo integumentis externis ventris affixi.

Suturae impofui fplenium triplex, fpiritu vini humectatum, pluribus falciae fimplicis obvolutionibus circa corpus munitum. Majoris firmitatis caufa, nec non ad aeris aditum impediendum, alia adhuc fafcia, quatuor pollicum latitudinem habente ufus fum, quam acubus in canis dorfo munivi.

Sanguinis effufione, quae duas circiter uncias aequabat, animal admodum confectum erat. Pedum pofteriorum imbecillitas maxima videbatur, ut vix iis infiftere valeret. Spiritus vini aliquot guttae vires exhauftas reddere videbantur. Cordis pulfus lenti et molles erant. Ad quintam usque horam tranquillus jacuit, quo tempore lactis unciam unam bibit. Hora octava autem praeterlapfa hoc lac cum nonnullis folani tuberibus et pane antea devoratis inter magnos labores evomuit.

Die XVI. Novembr. mane canem dormientem in ftrato fuo jacentem inveni. Lactis aliquid lambendo et os et faucem humectabat. Septima hora clyfterium e mucilagine avenae
cum

Abb. 2 (Fortsetzung)

25

cum vino et pulvere cinnamomi ei immifi,
unciarum fere quatuor. Poft horam alvo
aperta erat, faecibus quales habere folent
canes. Ejus laffitudo et imbecillitas maxima
videbatur, ita tamen, ut ftratum fuum relin-
quere poffet. Tria item alia clyfteria juris
carnis accepit, quae per aliquod tempus reti-
nuit. — Vefpere meliori ftatu effe videbatur,
quam haefterno die.

Die XVII. Novembr. fafcias primas cum
aliis commutavi. Sutura optimum praebuit
confpectum; nil nifi futurae pars parva et
acuum punctiones purulentae factae erant.
Ex eo loco, per quem gaftro-enteroraphiae
fila dependebant, puris aliquid ferofi effluxit.
Suturae extimum filum fuftuli, quo in loco
futura perfecta effe videbatur. Laqueos filorum reliquorum forfice circumcidi, ne vulneris margines premerent. Deinde fplenium
vulneri impofui aqua faturnina humectatum. —
Diaeta fe habuit uti hefterno die, ita ut clyfteria poft duas horas vel ferius ex alvo edu-
cta fufca et digefta effent. Lingua tantum
aquam calidam lambit. Saepius eum impetus
convulfivici affecerunt, ita ut lingua ante os
porrecta anhelitum duceret, et vox quaedam
fingularis audiretur, refpiratio coarctata, cordis pulfus vifibiles, in intermiffionibus autem
molles effent. Urinam poft operationem factam
nondum reddidit. — Vespere fplenio a vul-
nere ablato vulnus ipfum aqua faturnina hu-
mectavi, et tunc cani reliqui ut lamberet,
quod

Abb. 2 (Fortsetzung)

2 Jahre alt. Am Abend vorher bot ich ihm etwas Wasser und Brot an, aber heute bekam er nichts als Wasser, bis 10 Uhr, als ich die Exstirpation durchführte. Nachdem ich die Muskeln vorsichtig durchtrennt hatte und das Peritonaeum eröffnet worden war, steckte ich meinen linken Zeigefinger hinein und vergrößerte den oberen und unteren Wundrand auf eine Größe von etwa 8 cm. Ein vorgefallenes Stück Duodenum und Jejunum zusammen mit dem kleinen Netz wurde sofort an den natürlichen Ort zurückgesteckt. Danach trennte ich den Pylorus vom kleinen Netz und ein Stück Duodenum vom Mesenterium. Währenddessen wurde die Arteria pylorica (A. gastrica dextra) zerrissen, was schwer zu vermeiden schien. Ich kontrollierte die ziemlich große Blutung mit einem in Weingeist getränkten Schwamm. Danach exstirpierte ich den Pylorus mit 2 Schnitten, so daß ich jeweils ein 1–2 cm großes Stück von Magen und Duodenum entfernte. Im gleichen Moment zogen sich die beiden verletzten Enden mit einer solchen Kraft zusammen, daß die beiden zurückgezogenen Enden 2 Sphinkteren bildeten, die jeglichen Zugang verhinderten. Deshalb steckte ich 3 Nadeln im gleichen Abstand zueinander ca. 1 cm vom Magenende in die Wunde, und im gleichen Abstand zog ich sie von der inneren Duodenumseite zu der äußeren. Trotzdem war ich nicht in der Lage die Invagination durch das Ziehen an den Fäden durchzuführen, noch war es mir möglich, mehr zu erreichen als eine korrekte Verbindung der beiden Enden. Die Bauchnaht war schwierig, das Omentum fiel immer wieder vor und verwickelte sich mit den Fäden. Schließlich jedoch, nachdem das Omentum zurückgehalten wurde, wurde die Naht mit 5 Fäden fertiggestellt. Die Fäden der Enterrhaphia fixierte ich an der ventralen Außenseite des Integuments mit klebendem Pflaster. Auf die Naht legte ich eine 3lagige, in Weingeist getränkte Kompresse und sicherte sie durch mehrere Rundverbände um den Körper. Um noch größere Sicherheit zu bekommen und den Zugang von Luft zu vermeiden, benutzte ich zusätzlich eine Bandage von 10 cm Breite, welche ich mit Nadeln auf dem Rücken des Tieres befestigte. Durch den Blutverlust von ca. 60 ml war das Tier völlig erschöpft. Die Schwäche der Hinterbeine schien so deutlich, daß das Tier kaum auf diesen stehen konnte. Einige Tropfen Weingeist schienen die erschöpften Kräfte zurückzubringen. Das Herz schlug schwach und langsam. Jedoch kurz nach 20.00 Uhr erbrach er mit großen Schwierigkeiten vergorene Milch zusammen mit einigen Kartoffeln und Brot, die er vorher gefressen hatte.

Über diese Versuche Merrems schreibt G. R. Günther 1861 in seinem Buch „Lehre von den blutigen Operationen am menschlichen Körper":

Den Vorschlag, welchen Daniel Carl Theodor Merrem (um 1811) machte, den krebsigen Pylorus beim Menschen zu exstirpieren, erwähnen wir nur als Kuriosum. Er stützte sich auf seine Versuche an 3 Hunden, denen er den Pylorus exstirpiert hate, welche indes sämtlich starben.

Die Versuche Merrems sind bald in Vergessenheit geraten.

Carl Gussenbauer und Alexander von Winiwarter

Billroths Schüler Gussenbauer und Winiwarter (Abb. 3) haben 1874 bei 7 Hunden eine partielle Magenresektion durchgeführt und die Ergebnisse 1876 veröffentlicht. Die Anastomose zwischen Magen und Duodenum wurde mit Einzelknopfnähten durchgeführt. 5 Hunde starben an Peritonitis, 2 waren nach 5 bzw. 8 Monaten wohlauf.

Nach diesen systematischen Experimenten und nach gründlicher Auswertung von Sektionsprotokollen des Pathologisch-Anatomischen Instituts in Wien hinsichtlich der Operabilität von Magenkarzinomen erklärten Gussenbauer u. Winiwarter (1876):

Wenn es möglich wäre, auf operativem Wege die Carcinome des Magens gründlich zu entfernen, ohne durch die Operation direkt das Leben zu gefährden, so würde die Exstirpation der Magen-

XIII.

Die pártielle Magenresection.

Eine experimentelle, operative Studie, nebst einer Zusammenstellung der im pathologisch-anatomischen Institute zu Wien in dem Zeitraume von 1817 bis 1875 beobachteten Magencarcinome.

Von

Dr. Carl Gussenbauer,

Privatdocent der Chirurgie und Assistenzarzt an Professor Billroth's chirurg. Klinik in Wien,

im Vereine mit

Dr. Alexander von Winiwarter,

in Wien.

(Hierzu Taf. VI. Fig. 1—4.)

Wenn es möglich wäre, auf operativem Wege die Carcinome des Magens gründlich zu entfernen, ohne durch die Operation direct das Leben zu gefährden, so würde die Exstirpation der Magencarcinome selbst dann noch berechtigt sein, wenn wegen ihrer möglichen Folgen ein verhältnissmässig nur kleiner Bruchtheil der Kranken genesen würde. Eine relativ grosse Mortalität der Magencarcinomexstirpation würde nicht ihre Berechtigung in Frage stellen, sondern eben nur ihren Werth als letztes Mittel von höchst zweifelhaftem Ausgange (wie auch die Exstirpation so vieler anderer Carcinome) als sehr gering erscheinen lassen. Wenn es aber gelänge, zu zeigen, dass weder der mit der Carcinomexstirpation nothwendig verbundene partielle Organverlust, noch eine dadurch bedingte Störung der Magenfunction direct oder indirect das Leben gefährden, die unmittelbaren Folgen des operativen Eingriffes aber bei weitem nicht so gefährlich seien, als dies

v. Langenbeck, Archiv f. Chirurgie. XIX. 23

Abb. 3. Erste Mitteilung von Gussenbauer u. Winiwarter (1876) über die experimentelle partielle Magenresektion.

carcinome selbst dann noch berechtigt sein, wenn wegen ihrer möglichen Folgen ein verhältnismäßig nur kleiner Bruchteil der Kranken genesen würden...
   Wenn es aber gelänge, zu zeigen, daß weder der mit der Carcinomexstirpation notwendig
verbundene partielle Organverlust, noch eine dadurch bedingte Störung der Magenfunktion
direkt oder indirekt das Leben gefährden, die unmittelbaren Folgen des operativen Eingriffes
aber bei weitem nicht so gefährlich seien, als dies bei einer Beurteilung ohne Erfahrungen
hierüber erschienen möchte, dann würde unserer Anschauung nach die Exstirpation der Magen-
carinome nicht nur mit ebenso viel Berechtigung wie die mancher anderen Carcinome in die
Therapie aufgenommen werden, sondern sie hätte noch einen anderen Vorteil für sich, dä
wenigstens ein Teil der Magencarcinome erfahrungsgemäß entweder gar nicht, oder verhältnismäßig erst spät sekundäre Carcinome veranlaßt.

Später hat Kaiser 1876 in Heidelberg unter Czernys Leitung die Tierversuche von
Gussenbauer und Winiwarter wiederaufgenommen und die früheren Resultate
nicht nur bestätigt, sondern noch insofern erweitert, als es ihm gelungen ist, bei
Hunden fast den ganzen Magen zu resezieren. Kaiser (1878) schreibt: „Welch ein
Triumph wäre es, den Magen ganz auszuschalten und doch die Verdauung ungestört vor sich gehen zu sehen." Von 14 operierten Hunden überlebten 5, einer
mehr als 5 Jahre.

Victor Wehr

Wehr unternahm in der Zeit von November 1880 bis März 1881 in der Privatklinik von Rydygier in Kulm 19 Versuche, den Pylorus am Tier zu resezieren. Er
benutzte 18 Hunde und ein Kaninchen als Versuchstiere. Von den 15 Hunden,
denen der Pylorus reseziert wurde, überstanden 5 die Operation, einer starb an
Dekubitus, 4 sind verblutet, 3 starben an septischer Peritonitis und 2 an Perfora-
tionsperitonitis (Abb. 4). Diese Versuche hatten die Aufgabe „die Operationstechnik beim Pyloruscarcinom festzustellen, welche am meisten geeignet wäre,
auch beim Menschen den Erfolg der Operation zu sichern" (Rydygier 1882).
Wehr vertrat die Ansicht, daß bei guter präoperativer Vorbereitung und absolu-
ter Asepsis dieser Eingriff auch beim Menschen möglich sei.
   Es ist unzweifelhaft, daß Merrem, Gussenbauer, Winiwarter, Kaiser und
Wehr durch ihre Tierexperimente die Grundlagen für die resezierende Magenchirurgie geschaffen haben. Sie haben bewiesen, daß die Pylorusresektion aus-
führbar ist und durch den Verlust eines so wichtigen Magenteils keine letale
Funktionsstörung eintritt.
   Billroth konnte eine Magenfistel beim Menschen durch Verschluß zur Aus-
heilung bringen und schrieb 1877:

Nachdem von mir gezeigt wurde, daß man Magenwand ebenso wie Darm vernähen kann, ohne
fürchten zu müssen, daß die Verdauungssäfte die Heilung pp hindern, so könnte nun weder
anatomisch noch physikalisch der Technik der partiellen Resektion des Magens beim Menschen,
zum Beispiel wegen Carcinom etwa im Wege stehen. Es muß gelingen! Mit Recht konnte Billroth
(1877) in seiner Arbeit über die gelungene Gastrorrhaphie sagen: „Es ist von dieser Operation
zur Resektion eines Stückes carcinomatös degenerierten Magens nur noch ein kühner Schritt zu
machen."

III.

Experimentelle Beiträge zur Operationstechnik bei Pylorusresection.

Von

Dr. Victor Wehr
in Lemberg.

(Hierzu Tafel V. VI.)

Bereits sind etwa fünf Jahre verflossen, seitdem die über ein halbes Jahrhundert schlummernde, von den Zeitgenossen für mysteriös erachtete Idee von Carl Theodor Merrem durch zeitgemäss von Gussenbauer mit v. Winiwarter vorgenommene Experimente einen reellen Werth gewonnen hatte, — und noch immer konnte man sich nicht zu dem Versuche entschliessen, das hoffnungslose Dasein eines Magenkrebskranken durch directen operativen Eingriff zu retten.

Sogar der später von Kaiser experimentell gelieferte Beweis, dass die Ausschaltung des ganzen Magens aus dem Darmtractus nicht den Tod des Versuchsthieres herbeiführen müsse, schien anfangs die praktische Ausnutzung der Merrem'schen Idee beim entarteten menschlichen Pylorus in keiner Weise zu rechtfertigen. Die Gastrectomie als eine Operationsmethode zur Entfernung von Neoplasmen blieb wie vorher bis in die jüngste Zeit hinein nur „ein sinnreicher Jugendtraum vom kranken Pförtner" (Dieffenbach).

Und doch sind wir einigermaassen berechtigt anzunehmen, dass die Gastrectomie am Menschen bei Magenwunden mit dem Magenvorfall vielleicht schon öfter, wenigstens in Ländern, wo das Messer zur Abwehr dient, ausgeführt worden ist. Als Beweis hierzu könnte uns wohl der Fall von Torelli[1]) dienen.

„Torelli stellt in der Sitzung der Akademie von Perugia einen 42jährigen, gesunden starken Mann vor, dem er vor 13 Jahren ein 16 Cm. im Durchmesser haltendes Stück des Magens abgetragen hatte, welches aus einer Stichwunde des Abdomens prolabirt war."

Abb. 4. Wissenschaftliche Publikation von Victor Wehr (1882)

Die Operation

Jules Emile Péan (1830–1898)

Diesen kühnen Schritt hat J. E. Péan (Abb. 5) zuerst gemacht. Die erste Pylorus-
resektion beim Menschen führte er am 9. April 1879 im Maison des Frères
Saint-de-Dieus in Paris wegen eines 4–6 cm großen malignen Tumors durch. Die
Passage wurde durch terminoterminale Gastroduodenostomie wiederhergestellt.
Die Naht mit Catgut erfolgte durch einstülpende Nähte. Der Eingriff wurde von

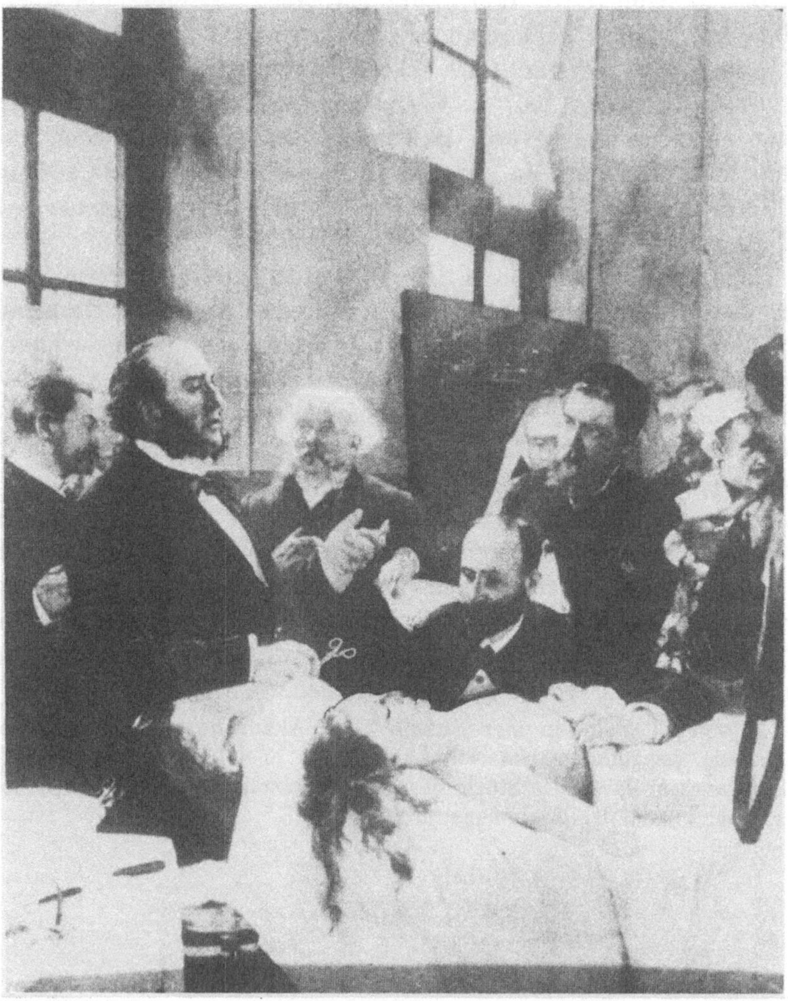

Abb. 5. Der Pariser Chirurg Jules Péan (1830 – 1898) vor einer Operation. In der rechten Hand
hält er die später nach ihm benannte Péan-Klemme. Ölgemälde von Henri Gervex (1852 – 1929),
1887. Musée de l'Assistance publique, Paris

Péan nur auf Drängen des marantischen Patienten wider bessere Überzeugung durchgeführt. Fünf Tage nach der 2,5stündigen Operation starb der Patient an Inanition nach 2maliger Bluttransfusion, als gerade Vorbereitungen zur dritten getroffen wurden. Péan selbst war in der Beurteilung dieser Methode sehr zurückhaltend. Unseres Wissens nach führte er die Pylorusresektion nur ein einziges Mal durch.

Ludwig Ritter Rüdigier von Rydygier (1850–1920)

Eineinhalb Jahre später, am 16. November 1880, resezierte Rydygier (Abb. 6) in seiner Privatklinik in Kulm an der Weichsel bei einem 64 3/4 Jahre alten Mann ein szirrhöses Pyloruskarzinom. 12 h nach der Operation kam der Patient im Kollaps ad exitum. Obduktion, keine Peritonitis. Der Tumor war im Gesunden abgetragen (Abb. 7).

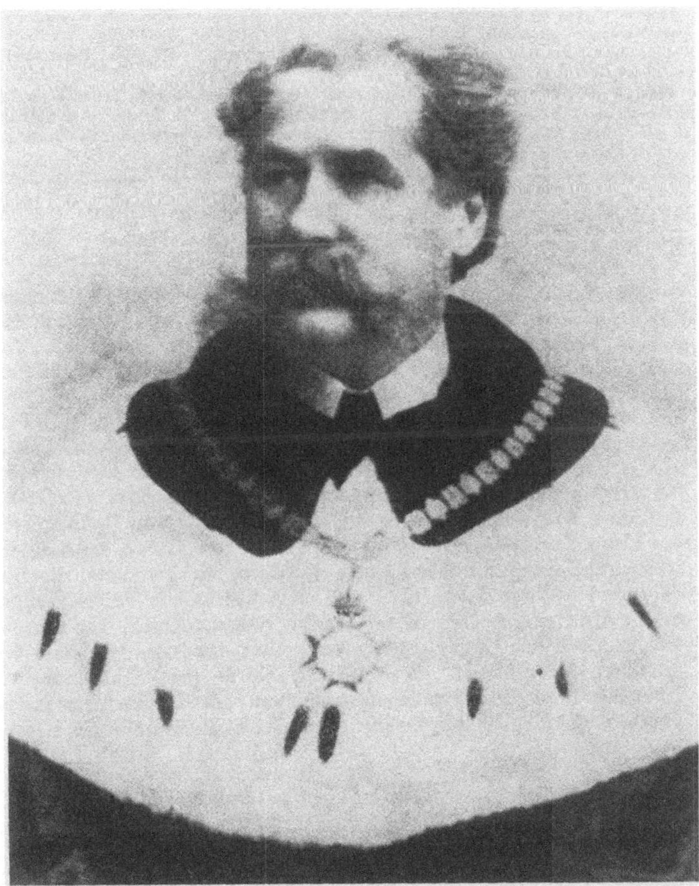

Abb. 6. Ludwig Ritter Rüdigier von Rydygier als Rektor der Universität Lemberg (1901–1902)

Centralblatt
für
CHIRURGIE
herausgegeben

von

F. König,　E. Richter,　R. Volkmann,
in Göttingen.　　in Breslau.　　in Halle a/S.

Achter Jahrgang.

Wöchentlich eine Nummer. Preis des Jahrgangs 20 Mark, bei halbjähriger Prä-
numeration. Zu beziehen durch alle Buchhandlungen und Postanstalten.

N⁰. 12.　　　　**Sonnabend, den 26. März.**　　　　**1881.**

Inhalt: Rydygier, Exstirpation des karcinomatösen Pylorus. — Madelung, Exstirpation
einer Mesenterialgeschwulst mit Enterektomie. — Wittelshöfer, Operationen am Darm.
— Kraussold, Krankheiten des Coecum und Process. vermif. — Szumann, Laparotomie
bei Ileus. — Mikulicz, Partielle Fußresektion.
Péan, Fistel der Stirnhöhle. — Masen, Nasenbeinbruch. — Rockwell, Fremdkörper im
Kehlkopf. — Calhoun, Cholecystotomie. — Paichaud, Strumitis bei Typhus. — v. Lesser,
Peripleuritischer Echinococcus. — Fiedler, Typische Gelenkschwellungen. — Stechow,
Papillome der weiblichen Harnröhre.

Rydygier. Exstirpation des karcinomatösen Pylorus. Tod nach 12 Stunden.

(Separatabdruck aus: Deutsche Zeitschrift für Chirurgie Bd. XIII.)

Im November v. J. sah sich Verf. bewogen, als Nachfolger
Péan's (s. Centralblatt für Chirurgie 1880. p. 341) die Resektion des
krebsig erkrankten Pylorustheiles des Magens vorzunehmen. Vor
2 Jahren war Pat. an Peritonitis 6—8 Wochen bettlägerig gewesen
und hatte seit jener Zeit stets an Schmerzen im Leibe gelitten.
Vor 4—5 Wochen war Erbrechen hinzugetreten, das, obgleich Pat.
fast nur Flüssigkeiten genaß, fast alle eingeführten Nahrungsmittel
wieder nach außen beförderte, so dass der Kranke sehr herunterkam.
Bei der Untersuchung ließ sich einen Finger breit über dem Nabel
eine etwa 3 Querfinger lange, 2 Querfinger breite, zu ⅔ links von
der Linea alba gelegene, etwas bewegliche, auf Druck empfindliche
Geschwulst mit glatter Oberfläche nachweisen, die gestattete, die Diagnose auf begrenztes Carcin. Pylori ohne bedeutende Verwachsungen
und wahrscheinlich ohne Metastasen zu stellen. Durch Versuche an
Hunden und der Leiche gehörig vorbereitet, beschloss R., diese Geschwulst zu entfernen. 2 Tage lang wurde jede Einführung von
Nahrung durch den Mund ganz ausgesetzt, der Kranke vielmehr per
anum nach Möglichkeit ernährt und durch Ricinusöl und Klystier

12

Abb. 7. Referat der Arbeit Rydygiers: „Exstirpation des karcinomatösen Pylorus. Tod nach 12
Stunden" (Rydygier 1880a, b)

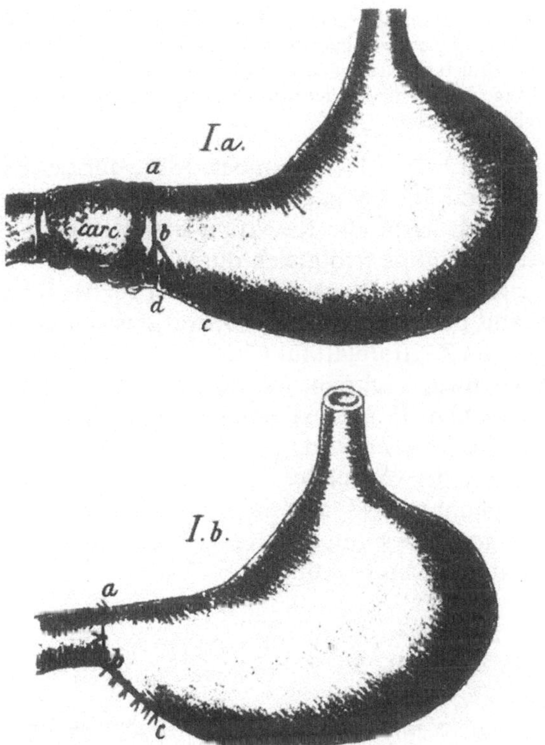

Abb. 8. Erste Magenresektion Rydygiers wegen Pyloruskarzinoms am 16. November 1880, Operationstechnik (Rydygier 1882 b)

Außer in den Publikationen von Rydygier finden wir Einzelheiten der 2. Magenresektion bei Jürgen Thorwald (1957). In seinem Buch *The century of the surgeon* sind im Kapitel über die Anfänge der Magenchirurgie der Name des Patienten und Auszüge aus der Krankengeschichte wiedergegeben:

... Mikolajewicz, Julius, 64 years and nine month of age, mother died of consuption, father of old age... Always healthly an a child; served eight years in the uhlans as a trumpter...

Rydygier anastomosierte das Duodenum mit der kleinen Magenkurvatur mittels Czerny-Nähten und benutzte Catgut als Nahtmaterial. Die Lumendifferenz zwischen Magenrest und Duodenum versuchte er mit einer keilförmigen Exzision aus der großen Magenkurvatur auszugleichen (Abb. 8). Den Austritt von Magen- bzw. Darminhalt verhinderte Rydygier durch elastische Kompressorien, die er erstmals in seiner Privatklinik in Kulm angewendet hat.

Als Rydygier am X. Kongreß der Deutschen Gesellschaft für Chirurgie am 8. April 1881 den resezierten Magen dieses Falls sowie ein Präparat demonstrierte, das von einem Hund stammte, bei welchem er 4 Wochen vorher erfolgreich eine Resektion des Pylorus samt eines größeren Magenanteils ausgeführt hatte, schloß er seine Demonstration mit den Worten:

Ich würde mich freuen, sollte es mir durch meine Demonstration gelungen sein, etwas Nützliches zu der Technik dieser neuen Operation beigetragen zu haben, zumal da ich glaube, daß partielle Magenresektionen nicht nur bei Karzinom auszuführen sind, sondern auch in manchen Fällen von perforierendem Magengeschwür den Kranken vor dem sicheren Tode retten könnten, wozu ich sie hiermit vorschlagen möchte.

Wenige Monate später, am 21. November 1881, führte Rydygier bei einer 30jährigen Frau, die seit 3 Jahren an einer durch ein Geschwür bedingten Magenausgangsstenose gelitten hatte, die Resektion des Pylorus mitsamt dem in das Pankreas penetrierende Ulkus erfolgreich durch.

In der Berliner Klinischen Wochenschrift vom 16. 01. 1882 schilderte Rydygier Anamnese, Status praesens und seine Operationstechnik. Unter das Referat der Arbeit Rydygiers im Zentralblatt für Chirurgie (1882) „Die erste Magenresektion beim Magengeschwür" schrieb der Referent (Richter?): „und hoffentlich auch die letzte". Diese Bemerkung war eindeutig eine Mißbilligung dieser Operation seitens der Zeitgenossen von Rydygier; eine groteske Fehleinschätzung in der Entwicklungsgeschichte der Chirurgie.

Nach 19 Jahren konnte Rydygier mitteilen, daß die Patientin gesund und arbeitsfähig sei. Aufgrund des guten Verlaufs befürwortete Rydygier nun auch bei akuter Blutung die Magenresektion.

Theodor Billroth (1829–1894)

Ende Januar 1881 war in Billroths Klinik eine 43jährige Frau, Therese Heller, Mutter von 8 Kindern mit einem stenosierenden Pyloruskarzinom aufgenommen worden (Abb. 9 und 10). Am 29. Januar 1881 entschloß sich Billroth zu der historisch gewordenen Operation. Mit Unterstützung Barbieris als Narkosearzt resezierte er in 1 1/2 h den karzinomatösen Pylorus (Abb. 11).

In einem offenen Schreiben an Herrn Dr. L. Wittelshöfer (1881) beschreibt Billroth den Operationsverlauf in allen Einzelheiten (Abb. 12).

Nach Beendigung des Eingriffs konnte Billroth erleichtert feststellen:

Das exzidierte Stück betrug an der großen Kurvatur 14 cdm! Ich bin selbst freudig erstaunt über den so überaus glatten Verlauf; ich hatte doch mehr örtliche und allgemeine Reaktion, fast möchte ich sagen, mehr Unarten von Seiten des Magens erwartet. Noch wage ich kaum zu glauben, daß das alles so ruhig fortgehen sollte (Billroth 1881).

Die Genesung machte Fortschritte, so daß die Patientin bereits am 2. Februar 1881 in das große Krankenzimmer verlegt werden konnte. Nach 22 Tagen konnte sie als geheilt entlassen werden. Vier Monate später verstarb Therese Heller an einem Rezidiv (Abb. 13).

Dieser Erfolg und das hohe Ansehen der Billroth-Schule trugen entscheidend zur raschen Ausbreitung der Methode bei. Zum anderen wurden in dieser Zeit fast ausschließlich maligne Magenausgangstenosen operiert. Rydygier berichtet 1882 in einer ersten Sammelstatistik der Magenresektionen bei 23 Fällen über eine postoperative Mortalität von 74 % (Abb. 14 und 15).

Die Magenresektion wurde zunächst relativ klein gehalten. Bei einem inoperablen Pyloruskarzinom (Abb. 16) hat Wölfler, angeregt von Carl Nicoladoni (1847–1902), erstmals eine Gastroenterostomie ausgeführt (von Eiselsberg 1895).

Mit zunehmender Erfahrung wurden auch größere Magengeschwülste entfernt. Je ausgedehnter die Resektion war, desto schwieriger wurde die spannungsfreie Anastomose zwischen Magen und Duodenalstumpf. Diese technische Schwierigkeit löste Billroth, indem er das Duodenum und den Magenstumpf blind verschloß und eine antekolische laterolaterale Gastroenterostomie mit der obersten Jejunumschlinge anlegte (Abb. 17).

Am 15. Januar 1885 führte Billroth erstmals diese Operation aus. Er hat damit die als 2. Billroth-Methode bekannte Operation inauguriert. Danach folgten viele Modifikationen dieser 2. Billroth-Methode, wie von Hacker (1885), Krönlein (1887), von Eiselsberg (1888), Roux (1893), Braun (1892), Reichel (1907) und Polya (1911), um nur einige zu nennen. Eine ausführliche Zusammenstellung der Modifikationen, die zur 2. Billroth-Methode angegeben werden, sind bei Narath (1916) wiedergegeben. Dabei gab es insbesondere durch Krönlein unbegründete Prioritätsansprüche. Darauf gab Narath (1916) die gebührende Antwort:

Ich halte es für ein schweres Unrecht gegenüber dem Erfinder, wenn nach einer geringfügigen Modifikation eine Operation mit einem neuen Namen in Verbindung gebracht wird. Das wesentliche ist der Erfindungsgedanke, und der gehört Billroth.

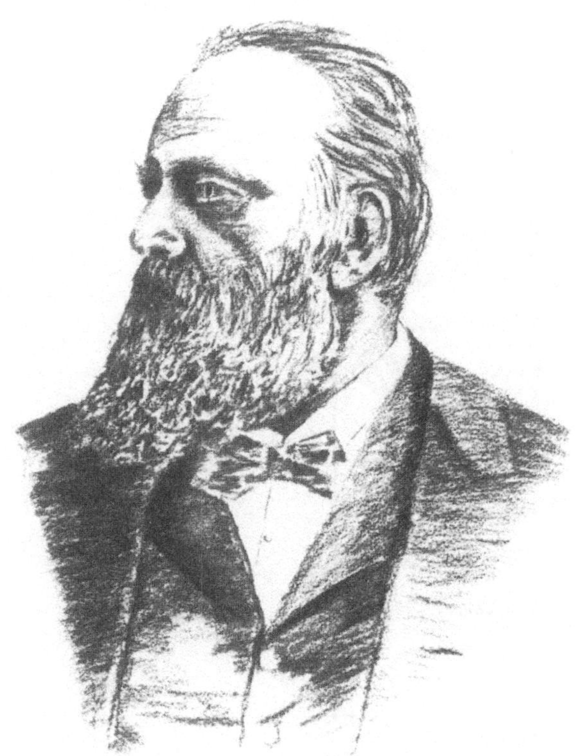

Abb. 9. Theodor Billroth kurz vor seinem Tod

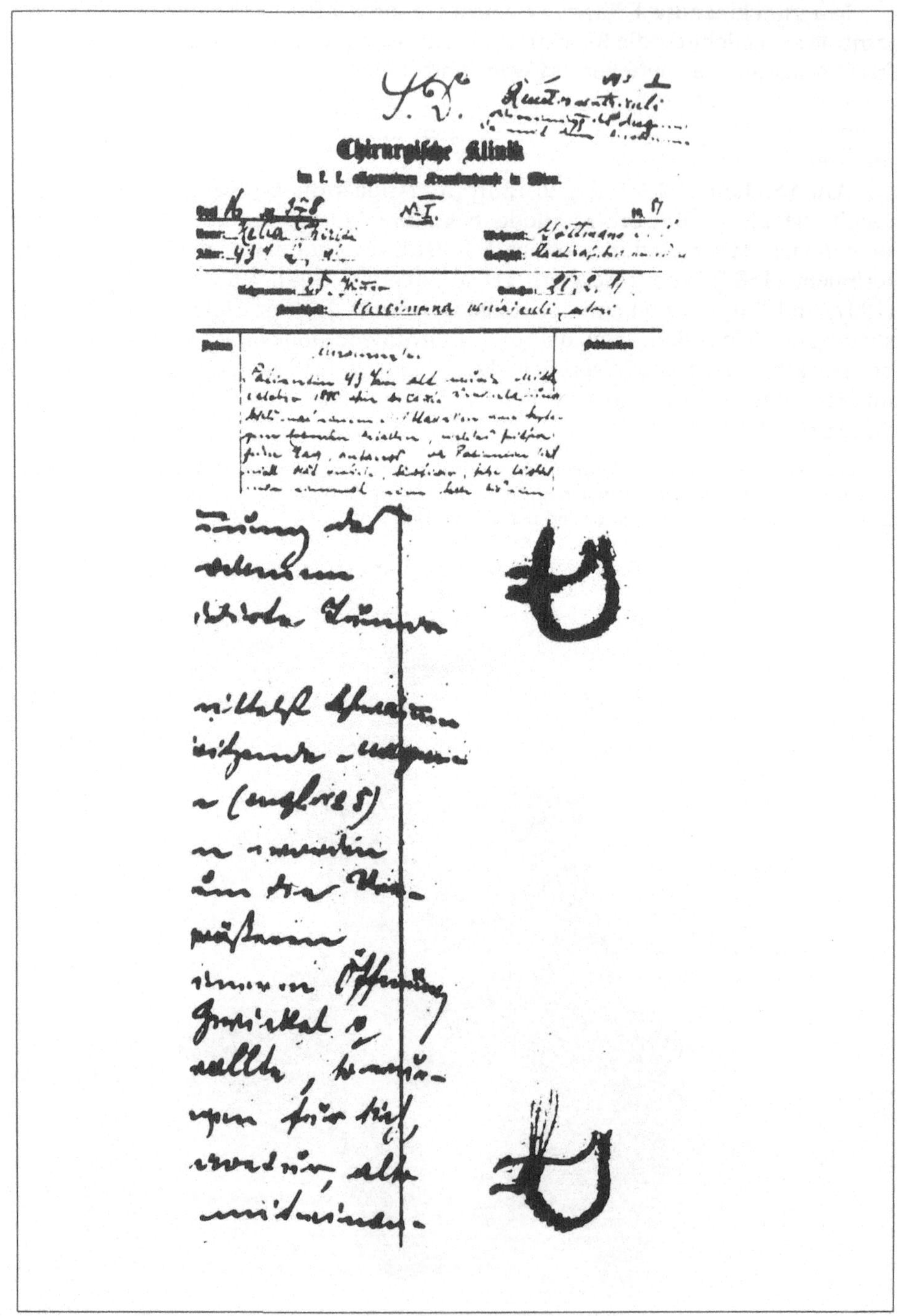

Abb. 10. Krankengeschichte der II. Chirurgischen Universitätsklinik in Wien von Therese Heller, der ersten Patientin, die eine Pylorusresketion wegen Karzinom überlebte

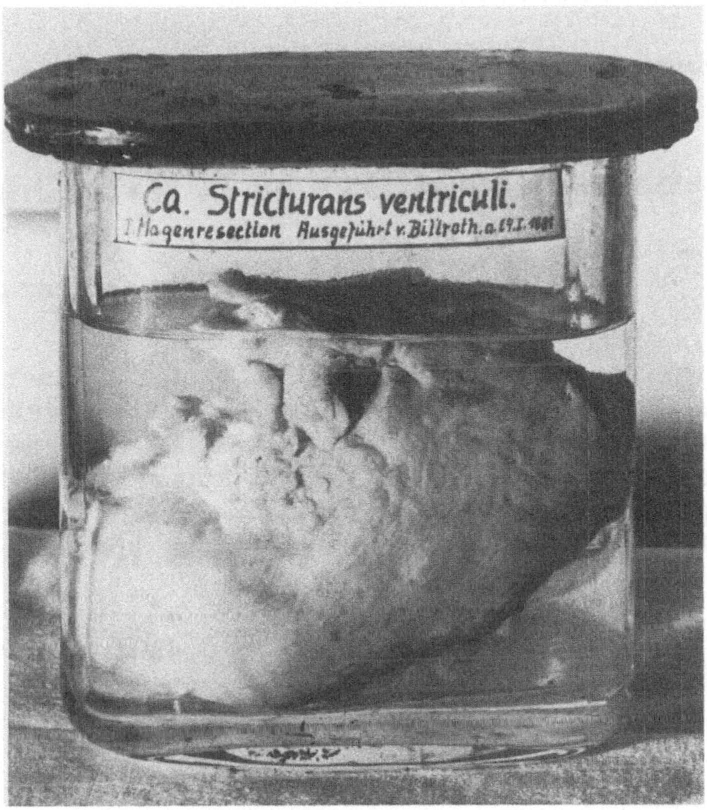

Abb. 11. Operationspräparat des Magens der ersten von Billroth 1881 durchgeführten Magenresektion. Institut für Geschichte der Medizin, Wien

Die zunächst für Pyloruskarzinome entwickelte Magenresektion wurde schließlich auch bei narbigen Stenosen und Geschwüren im Bereich des Magenausgangs in Anwendung gebracht. Über die ersten 8 bis zum Jahre 1885 durchgeführten Magenoperationen hatte Billroths Schüler Viktor von Hacker (1886) ausführlich berichtet. Ihm schloß sich Anton von Eiselsberg (1889) an, der über die Magenresektionen und Gastroenterostomien in der Billroth-Klinik von März 1885 bis Oktober 1889 informierte. In diesem Zeitraum waren in Billroths Klinik 37 Magenresektionen und 19 Gastroenterostomien durchgeführt worden.

161   1881. Wiener Medizinische Wochenschrift Nr. 6.   162

Feuilleton.

Offenes Schreiben an Herrn Dr. L. Wittelshöfer,
von Prof. TH. BILLROTH.

Wien, den 4. Februar 1881.

Verehrter Herr Kollege!

Gern komme ich Ihrem Wunsche nach, Ihnen etwas über die am 29. Jänner d. J. von mir ausgeführte Resektion des Magens mitzutheilen. Handelt es sich doch um die so wichtige Frage, ob die so häufig vorkommenden Carcinome des Magens, gegen welche alle inneren Mittel vergeblich sind, auf operativem Wege geheilt werden können.

Abb. 12. Billroths Mitteilung über seine erste gelungene Operation wegen Pyloruskarzinom an Dr. L. Wittelshöfer. (Billroth 1881)

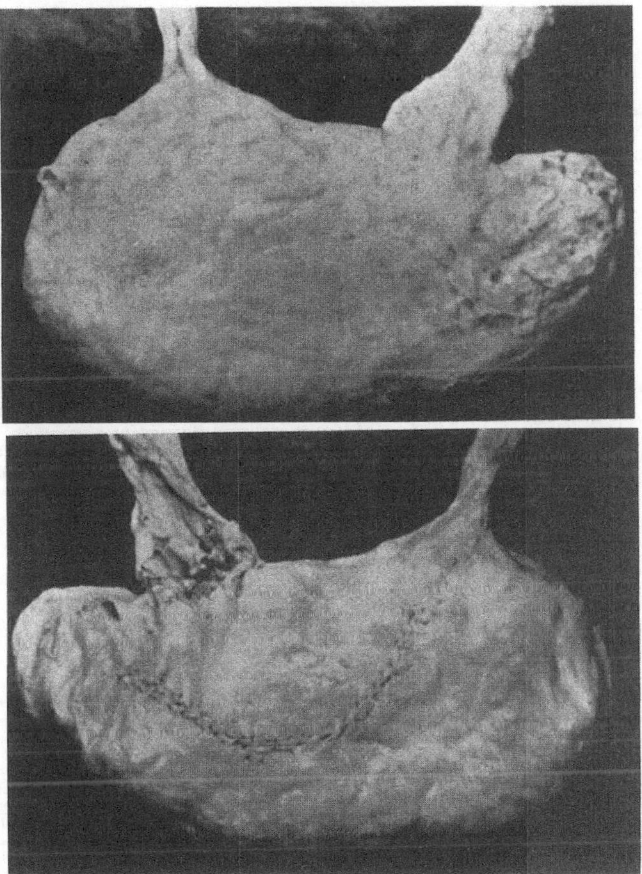

Abb. 13. Obduktionspräparat des Magens der ersten von Billroth ausgeführten Magenresektion, 4 Monate nach der Operation. Institut für Geschichte der Medizin, Wien

Anhang I. Zusammenstellung der bis

Nr.	Operateur	Quellenangabe	Geschlecht und Alter des Operirten	Datum der Operation	Indication	Opera	
						Bauchschnitt	Lumenverschluss
1.	*J. Péan*	Diagnostic et traitement des tumeurs de l'abdomen et du bassin. Paris 1880 p. 517—524.	M. ? J.	9. Apr. 1979	Carcinoma pylori, das eine Fortsetzung ins Mesocolon schickte, aus kleinen unregelmässigen Läppchen.	In der Linea alba 5 Querfinger lang oberhalb und unterhalb des Nabels, denselben ein wenig nach links umkreisend.	Durch Emporhalten der durchschnittenen Enden vom Assistenten wurde das Ausfliessen von Mageninhalt verhindert. Ausserdem wurde mit einem langen Troicart der Magen punktirt und der Inhalt ausgedrückt.
2.	*Rydygier*	Przegląd Lekarski 1880. Nr. 50 und Dtsche Zeitschr. für Chirurgie XIV. Bd. 3. und 4. Heft.	M. 64³/₄ J.	16. Nov. 1880	Carcinoma pylori (Scirrhus).	In der Linea alba vom Proc. xiphoideus bis zum Nabel.	Durch meine elastischen Compressorien.
3.	*Billroth*		W. 43 J.	29 Januar 1881	Alveolares Gallertcarcinom des Pylorus.	Quer über die Geschwulst von rechts unten nach links oben oberhalb des Nabels 11 Ctm. lang.	Durch Emporziehen, Unterlegen von Compressen und Schwämmen ferner durch die Art der Durchtrennung wurde ein etwaiges Ausfliessen von Mageninhalt unmöglich gemacht.
4.	*Billroth*	Wiener med. Wochenschr. 1881 Nr. 6 und Wölfler: Ueber die vom Herrn Prof. Dr. Billroth ausgeführten Resectionen d. carcinomatösen Pylorus. Wien 1881. ferner: Wien med. Wochenschrift 1881. Nr. 11, Nr. 22; 1882. Nr. 14.	W. 39 J.	28. Februar 1881	Epithelialkrebs des Pylorus.	Quer über die Geschwulst von rechts oben nach links unten unterhalb des Nabels 12 Ctm. lang. Der linke Musc. rectus wurde durchschnitten.	Hervorziehen und Unterlegen von Schwämmen und Servietten. Ausspülung mit lauwarmem Wasser und Austupfen mit Schwämmen.
5.	*Billroth*		W. 38 J.	12. März 1881	Medullarcarcinom des Pylorus.	Zwei Querfingerbreit über dem Nabel quer über die Geschwulst 12 Ctm. lang.	Unterlegung von desinficirten Schwämmen und durch die Art der Schnittführung und Nahtanlegung.

Abb. 14. Methode der statistischen Erfassung beim Pyloruskarzinom (Rydygier 1882 b)

jetzt bekannten Pylorusresectionen.

tion					
Länge und sonstiges Verhalten der resecirten Theile	Ausgleichung der Lumendifferenz	Anzahl und Art der Nähte	Näh-material	Dauer der Opera-tion	Verlauf und Ausgang
Das Pyloruscarcinom war 6 Ctm. lang und 4 Ctm. breit. Der Tumor im Mesocolon hatte die Grösse einer »Macaron de grosseur ordinaire«.	Fehlt eine genaue Angabe: »autant que possible«. Jedenfalls ist angegeben, dass dieser Act die meisten Schwierigkeiten machte.	? Anzahl. — Ein Theil der Nähte wurde nach innen im Darm geknotet; ein anderer nach aussen, in dem zugleich mit der Schleife das Netz zusammengefasst wurde. Immer wurde darauf geachtet, dass die Peritonealflächen aneinander zu liegen kamen.	Catgut	2½ Stunden	Nährklystier die ersten 2 Tage. Am Ende des 3. Tages und am 4. Bluttransfusion. Tod am 5. Tage an Inanition, als gerade Vorbereitungen zur 3. Transfusion gemacht wurden. Section von den Angehörigen verweigert.
5 Ctm. Längs- 3½ Ctm. Querdurchmesser. Zugleich 2 Drüsen aus dem Omentum maj. und 1 aus dem Omentum min. mit entfernt.	Durch Ausschneiden eines Dreiecks unten an der grossen Curvatur, so dass die Schnittlinie eine winklig gebrochene, von rechts nach links schräge Linie darstellt.	Etwa 12 Occlusionsnähte, 43 Ringnähte und 5 Schleimhautnähte. Doppelreihige Czerny'sche Naht u. innen als 3. Reihe die Schleimhautnaht.	Catgut	Mit d. Narcose etwa 4 Stunden	Campher subcutan; Opiumtinctur m. Wein, Peptonklystier. Nachts Morphiuminjection. Tod: 12 Stunden nach der Operation an Collaps. Obduction: Alles Krebsige entfernt; keine Metastasen in anderen Organen der Bauchhöhle; keine Zeichen von Peritonitis.
An der grossen Curvatur 14 Ctm., an der kleinen 10 Ctm. Lumen kaum für eine Bruns'sche Sonde durchgängig. Eine haselnussgrosse Lymphdrüse und 2 kleine Knötchen nebst dem Lig. gastrocolicum mitentfernt.	Durch einen schrägen Schnitt von rechts oben nach links unten. Duodenum an die kl. Curvatur angenäht.	Zur Occlusionsnaht 21, zur Ringnaht 30 theils oberflächlich, theils tiefer gelegene Suturen.	Seide	1½ Stunden.	Günstig: Temp. 3 mal 39,0; sonst schwankt sie zwischen 37-38,4 C. vom 15. Tage an normal. Anfangs bekam Pat. Eis, saure Milch, süsse Milch, allmählich Kaffee, Cacao, Thee, Portwein, Eier, Bisquit und Schinken, am 20. Tage Schnitzel. Decubitus. Nach 22 Tagen geheilt entlassen. Recidiv. Kaum 4 Monate nach der Operation. Tod.
An der grossen Curvatur 10 Ctm., an der kleinen 5 Ctm. Lumen für die Fingerspitze durchgängig. Carcinom an der Oberfläche ulcerirt.	Starke Zwickelbildung unten, Duodenum an d. kleine Curvatur angenäht.	28 tiefe und oberflächliche Occlusions- und 30 Ringnähte.	Seide	2¾ Stunden	Anfangs günstig, später in Folge des abgeknickten grossen Blindsackes an der gr. Curvatur Stauung der Speisen, galliges Erbrechen und Tod am 8. Tage nach der Operation an Inanition, trotz Lösung der Nähte am 7. Tage und Anlegung einer Duodenalfistel.
An der grossen Curvatur 12 Ctm., an der kleinen 5 Ctm. Pylorusring für die Fingerspitze durchgängig. Verwachsen mit dem Pancreas.	Durch schrägen Schnitt von links oben nach rechts unten und Occlusionsnaht. — Duodenum an die grosse Curvatur angenäht.	36 Ring- und Occlusionsnähte, die hintere Reihe der Ringnähte nach innen geknotet und 3 ganz feine Schleimhautnähte.	Seide	2½ Stunden	Collaps während der Operation; Tod an demselben Tage von 10 Uhr Abends an Collaps. Obduction: Am äusseren Umfange des Pancreaskopfes u. im kleinen Netz carcinomatöse Lymphdrüsen zurückgeblieben.

2014　　　　　　　　　　　Ludwig Rydygier,　　　　　　　　　　　**[38**

Pylorusresectionen wegen

Nr.	Operateur	Quellenangabe	Geschlecht und Alter des Operirten	Datum der Operation	Indication	Opera	
						Bauchschnitt	Lumenverschluss
22.	*Rydygier*	Berl. klin. Wochenschrift 1882. Nr. 3 und Przegląd lek. 1881. Nr. 50.	W. 30 J.	21. Nov. 1881	Stenosirendes Ulcus rotundum in der Pylorusgegend.	In der Linea alba ocerhalb und unterhalb des Nabels 10 Ctm. lang.	Am Magen meine elastischen Compressorien, am Duodenum wurde dasselbe abgenommen wegen eigenthümlicher Verhältnisse (cfr. l. c.).
23.	*Lauenstein*	Centralblatt f. Chirurgie 1882. Nr. 9.	W. 34 J.	3. Jan. 1882	Faustgrosse Geschwulst, die anfangs für Carcinom gehalten, später aber als narbige Verdickungen und Verlöthungen sich herausstellte.	In der Linea alba.	Provisorische Ligatur des Duodenum und Händecompression am Magen, nachdem er am Pylorus geöffnet und mit essigsaurer Thonerde ausgespült worden.

Abb. 15. Methode der statistischen Erfassung beim Ulcus ventriculi (Rydygier 1882 b)

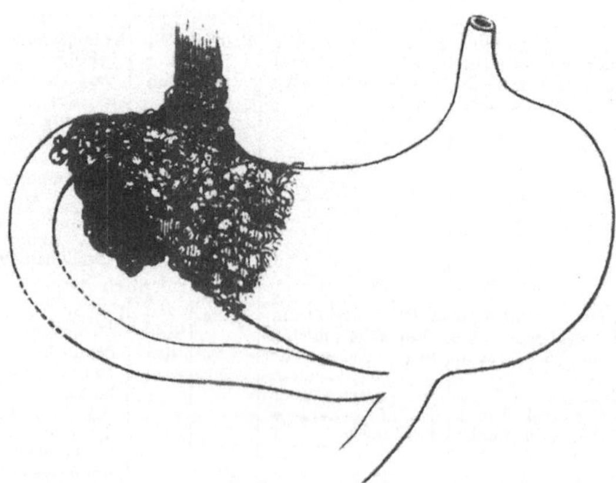

Abb. 16. Vordere Gastroenteroanastomie nach Wölfler beim inoperablen Pyloruskarzinom (Wölfler 1881 b)

Ulcus ventriculi.

tion

Länge und sonstiges Verhalten der resecirten Theile	Ausgleichung der Lumendifferenz	Anzahl und Art der Nähte	Näh-material	Dauer der Opera-tion	Verlauf und Ausgang
Vorn 1,7 Ctm., hinten 5 Ctm. lang. War verwachsen mit dem Pancreas von dem ein Stück mit entfernt werden musste.	Durch das zungenförmige Ausschneiden der hinteren Wand des Duodenum.	32 innere und 29 äussere Czerny'sche Nähte. Die hintere Reihe wurde nach innen in das Darmlumen geknotet.	Catgut	3½ Stunde	Guter Verlauf. Am 6. Tage erster Stuhlgang. Heilung nach 20 Tagen. Nach 7 Monaten ist Pat. sehr wohlgenährt, hat keine Beschwerden und befindet sich im 5. Monat der Schwangerschaft.
An d. gr. Curvatur 15 Ctm., an der kl. 10 Ctm. Ausgedehnte Verwachsungen an der hinteren Magenwand mit dem Lig. gastrocolicum.	Durch Occlusion des oberen Theiles der Magenwunde. Duodenum an die grosse Curvatur angenäht.	16 Occlusionsnähte, ? Ringnähte. Schleimhautnaht und Czerny'sche Naht, deren hintere Reihe nach innen geknotet wurde.	Kocher'-sches Catgut	5 Stunden	Verlauf während der ersten 6 Tage gut, dann Leibschmerzen; Temperatur und Pulsfrequenz steigen. Am 7. Tage Tod. Obduction: Gangrän des Colon transversum.

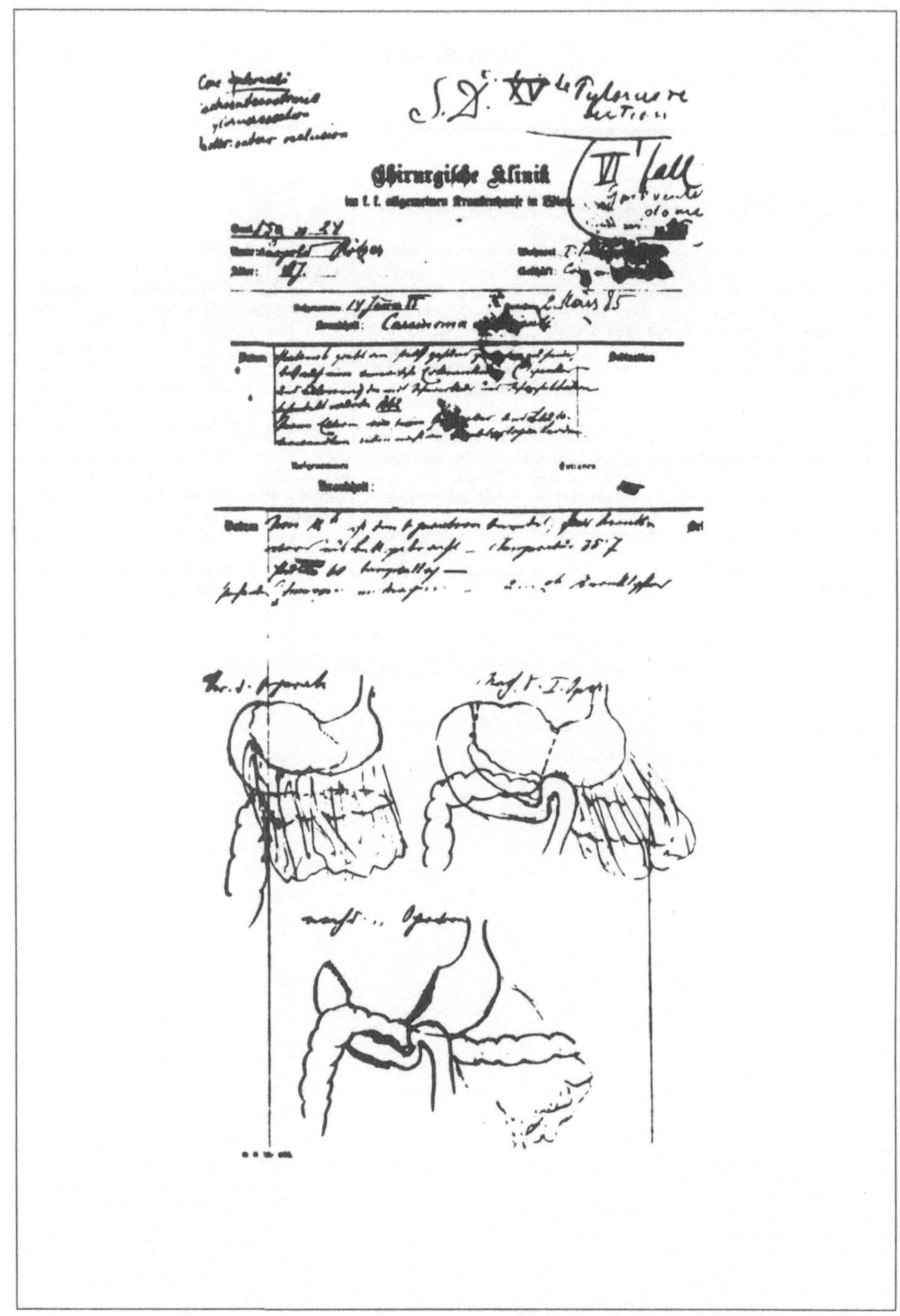

Abb. 17. Erste Magenresektion wegen Magenkarzinom nach Billroth II (1885), Krankenge-schichte der II. Chirurgischen Universitätsklinik in Wien

Johannes von Mikulicz (1850–1905)

Postoperative Komplikationen und hohe Mortalität nach Pylorusresektion, Mißerfolge durch Einfließen von Speisebrei in die zuführende Schlinge oder Verle-
gung des Darms nach der von Wölfler (1881) angegebenen Gastroenterostomie
versuchte Mikulicz 1887 (1888) mit einer relativ einfachen Operation bei gutarti-
ger Pylorusstenose zu vermeiden.

Unabhängig von Heineke (1886) hat Mikulicz (Abb. 18 und 19), durch
Längsspaltung und Quervernähung des Pylorus, die Pyloroplastik angegeben.
Ein Verfahren, das bis heute geübt wird.

Die Diagnostik in den Anfängen der Magenchirurgie konnte sich nur auf die
Anamnese und die Palpation stützen. Die bereits palpablen Magentumoren wa-
ren meist inoperabel. Daher postulierte Rydygier 1882 die Notwendigkeit der
Frühdiagnose, notfalls durch die Probelaparotomie.

Einen anderen Weg suchte Mikulicz. Seine Bestrebungen, den Ösophagus
und den Magen der direkten Besichtigung zugänglich zu machen, gehen bis auf
seine Assistenzzeit bei Billroth zurück. Er hat zusammen mit dem Instrumenten-

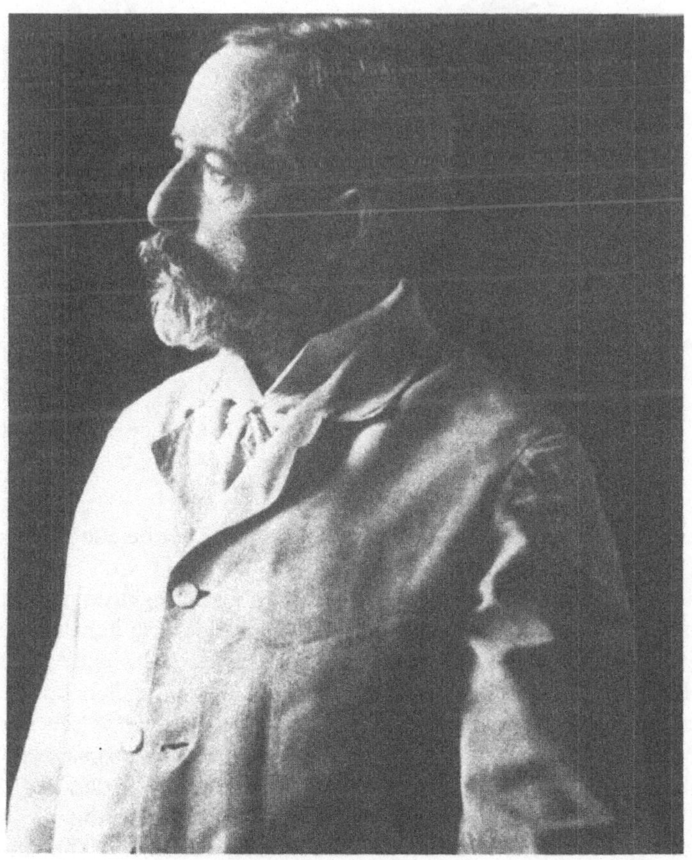

Abb. 18. Johann von Mikulicz, Lehrstuhlinhaber in Breslau (um 1902)

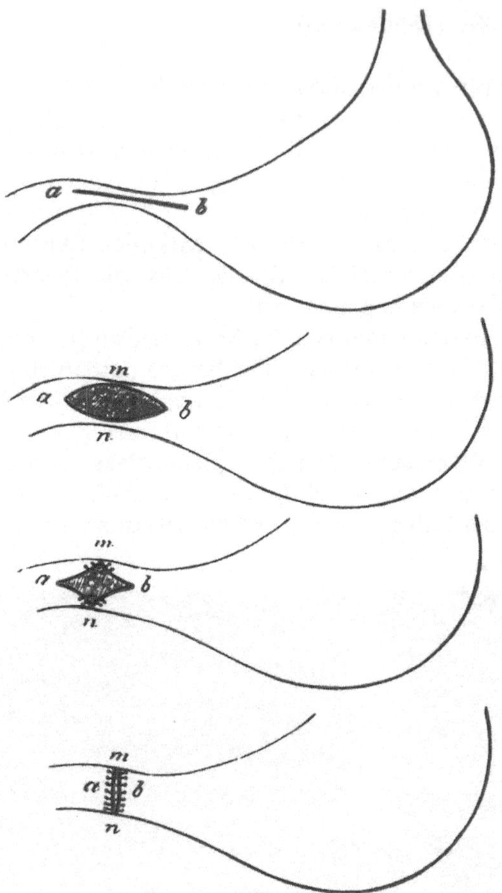

Abb. 19. Schematische Darstellung der Pyloroplastik nach Mikulicz (1888)

macher Leiter in Wien 1880 ein starres Rohr mit Innenbeleuchtung durch glühende Platinschlinge konstruiert (Abb. 20).

Mikulicz hat 1881 seine erste, für alle Zeiten grundlegende und richtungsgebende Mitteilung über Ösophagoskopie und Gastroskopie herausgebracht (Kozuschek 1972). Ein Jahr später hatte Mikulicz (1882) 12 später nachgewiesene Fälle von Karzinom gastroskopisch untersucht und feststellen können, daß die sonst lebhaften Bewegungen, die sich bei normalen Verhältnissen nach Aufblähung des Magens im Bereich des Pylorus zeigen, beim Pyloruskarzinom fehlen: „Man sieht, daß der Pylorusteil in ein starres Rohr umgewandelt ist". Als praktische Resultate der Ösophago- und Gastroskopie sollen hier nur die Entfernung von Fremdkörpern, die Sicherung der Diagnose unklarer Fälle, die Probeexzision, die Auffassung und Behandlung des Kardiospasmus angeführt werden.

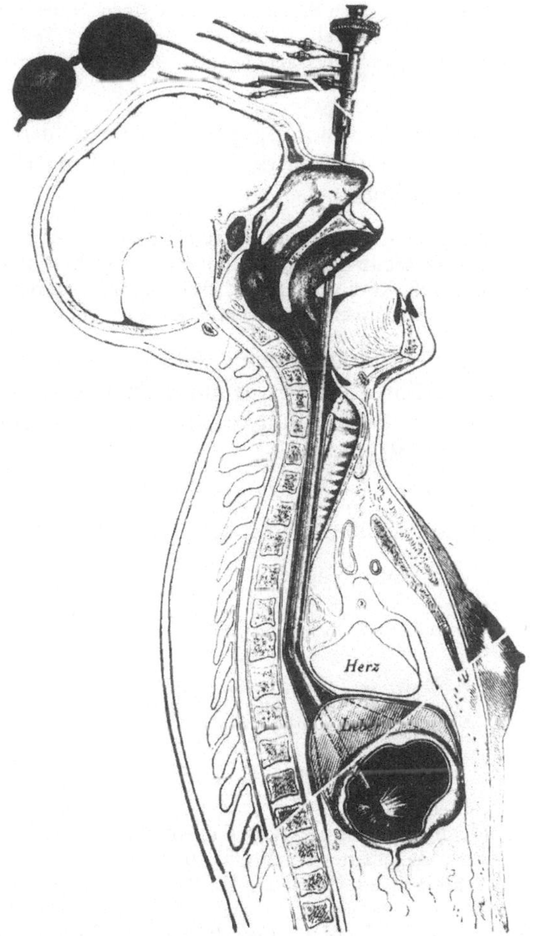

Abb. 20. Originalzeichnung von Mikulicz über Ösophago- und Gastroskopie (Mikulicz 1881)

Abschluß

Unter den Pionieren der Magenchirurgie im 19. Jahrhundert gab Billroth eine erste Synthese. Während der Verhandlungen des X. Internationalen Medizinischen Kongresses konnte er über bereits 124 ausgeführten Resektionen am Magen-Darm-Kanal, Gastroenterostomien und Narbenlösungen infolge chronischer Krankheitsprozesse berichten. Schwerpunkt seines Referats waren die Operationsmethoden und -techniken. Er führt aus, daß kaum an dem Wert der Operation bei Narbenstenosen des Darms und des Pylorus gezweifelt werden könne. Hingegen sei als Einwand geltend gemacht worden, daß noch keine radikale Heilung bei Magen- oder Darmkrebs mit Hilfe der Resektion erfolgt sei.

Doch darin unterscheide sich dieser Eingriff in keiner Weise von anderen Krebsoperationen. Billroth fuhr fort:

Wer aber das Aufblühen von Kranken nach Beseitigung der Pylorus- oder Darmstenosen durch Carcinom erlebt hat, wird nicht daran zweifeln, daß diese Patienten den Teil des Lebens, welcher ihnen überhaupt noch gegeben ist, in weit erträglicherem Zustand verleben, als wenn sie nicht operiert wären.

Der Unterschied zu anderen Karzinomoperationen liege in der Schwierigkeit einer frühen Diagnose und in der Gefahr des operativen Eingriffs. Billroth beendete seinen Vortrag zuversichtlich:

Ich hoffe, daß beide Momente keine unheilbaren Gebrechen unserer Kunst bleiben werden. Ich zweifle nicht daran, daß bei fortgesetztem eifrigen Studium eine frühere Präzisierung der Diagnose möglich werden wird und daß wir die Gefahren dieser Operation durch Vervollkommnung der Methoden und der Technik noch um ein Bedeutendes zu verringern im Stande sein werden.

Seit 100 Jahren werden die 2 grundlegenden Operationsmethoden mit Billroth I und Billroth II bezeichnet. Billroth hat zwar ein großes, jedoch nicht allein das erste Kapitel der operativen Behandlung organischer Magenkrankheiten im 19. Jahrhundert geschrieben (Bary).

„Was du ererbt von deinen Vätern hast, erwirb es, um es zu besitzen."

(Goethe: *Faust I*, Szene „Nacht")

Literatur

Bary S (1973) Zur Geschichte der Pylorusresektion. Chirurg 44:10, 460
Billroth T (1877) Heilung einer Magenfistel durch Gastrorrhaphie. Wien Med Wochenschr 38
Billroth T (1881) Offenes Schreiben an Herrn Dr. L. Wittelshöfer. Wien Med Wochenschr 6:163–165
Billroth T (1885) Demonstration in der K.K. Gesellschaft für Ärzte in Wien, Sitzung am 20.02.1885. Wien Med Blätter 9:267
Billroth T (1891) Über 124 vom November 1878 bis Juni 1890 in meiner Klinik und Privatpraxis ausgeführte Resektionen am Magen- und Darmkanal. Gastroenterostomien und Narbenlösungen wegen chron. Krankheitsprozesse. Wien Klin Wochenschr 4:624–628
Blasius E (1841) Handbuch der Akirurgie, Bd. 3. Anton, Halle
Eiselsberg A (1889) Über die Magenresektionen und Gastroenterostomien an Prof. Billroths Klinik von März 1855 bis Oktober 1889, Arch Klin Chir 39:785
Günther GR (1861) Lehre von den blutigen Operationen am menschlichen Körper. Leipzig 4:31
Gussenbauer C, Winiwarter A von (1876) Die partielle Magenresektion. Eine experimentelle, operative Studie nebst einer Zusammenstellung der im pathologisch-anatomischen Institut zu Wien im Zeitraum von 1817–1875 beobachteten Magenkarzinome. Langenbecks Arch Chir 29/3:347
Hacker V (1885) Zur Kasuistik und Statistik der Magenresektionen und Gastroenterostomien. Arch Klin Chir 32:616
Hacker V (1886) Die Magenoperationen an Prof. Billroths Klinik. Wien
Kaiser FF (1878) Beiträge zu den Operationen am Magen. Beiträge zur operativen Chirurgie. Enke, Stuttgart, S 95
Kozuschek W (1972) Johann Mikulicz – Radecki sein Leben und Werk. Antrittsvorlesung anläßlich der Umhabilitation. Bonn 2.12.1972, gedruckt 1972, Bindernagel, Friedberg/Hessen

Kußmaul A (1869) Über die Behandlung der Magenerweiterung mittels Magenpumpe. Arch Klin Med 6:455

Mikulicz J (1881) Zur Technik der Gastroskopie und Oesophagoskopie. Wien Med Presse 45–52

Mikulicz J (1888) Zur operativen Behandlung des stenosierenden Magengeschwürs. Arch Klin Chir 37:79

Narath A (1916) Zur Geschichte der zweiten Billroth-Resektionsmethode am Magen. Dtsch Z Chir 136:62

Péan J (1879) De l'ablation des tumeurs de l'estomae par la gastrectomie. Gas Hopit 52:473

Rydygier L (1880a) Exstirpation des carcinomatösen Pylorus. Tod nach 12 Stunden. Dtsch Z Chir 13:252

Rydygier L (1880b) Magenresektion wegen Carcinom. Operationstechnik. Przeglad Lekarski Krakau 50:564

Rydygier L (1881) Über Magenresektion mit Demonstration von Präparaten. Arch Klin Chir 26:731

Rydygier L (1882a) Die erste Magenresektion beim Magengeschwür. Berl Klin Wochenschr 3:39

Rydygier L (1882b) Über Pylorusresektion. Sammlung klinischer Vorträge Nr. 220. Breitkopf u. Härtel, Leipzig

Rydygier L (1900) Mein ältester bis jetzt am Leben gebliebener Fall von Pylorusresektion. Zentralbl Chir 27:813

Thorwald J (1957) The century of the Surgeon. Saunders, London

Wehr V (1882) Experimentelle Beiträge zur Operationstechnik by Pylorusresektion. Dtsch Z Chir 17:93

Wölfler A (1881a) Über die von Herrn Prof. Billroth ausgeführten Resektionen des carcinomatösen Pylorus. Braumüller, Wien

Wölfler A (1881b) Über Gastroenterostomien zur Umgehung des malignen stenosierten Pylorus. Zentralbl Chir 8:705